a alegria de dizer não

natalie lue

a alegria de dizer não

Pare de tentar agradar as pessoas, imponha limites e diga sim à vida que você deseja

TRADUÇÃO
Ricardo Giassetti

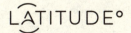

Para Emmon, Saria e Nia.
Todos os dias, vocês me lembram
a alegria e o dom de dizer não.

TÍTULO ORIGINAL *The joy of saying no*
© 2022 Natalie Lue
Publicado por acordo com Folio Literary Management, LLC e Agência Riff.
© 2023 VR Editora S.A.

Latitude é o selo de aperfeiçoamento pessoal da VR Editora

DIREÇÃO EDITORIAL Marco Garcia
EDIÇÃO Marcia Alves
ASSISTENTE EDITORIAL Andréia Fernandes
PREPARAÇÃO Laila Guilherme
REVISÃO Luciane H. Gomide
DESIGN DO LIVRO by Neuwirth & Associates, Inc.
DESIGN DE CAPA Grace Cavalier
DIAGRAMAÇÃO Pamella Destefi

Dados Internacionais de Catalogação na Publicação (CIP)
(Câmara Brasileira do Livro, SP, Brasil)

Lue, Natalie
A alegria de dizer não: pare de tentar agradar as pessoas,
imponha limites e diga sim à vida que você deseja / Natalie
Lue; tradução Ricardo Giassetti. – 1. ed. – Cotia: Latitude,
2023.

Título original: The Joy of Saying No
ISBN 978-65-89275-37-4

1. Autoajuda 2. Autoconhecimento (Psicologia)
3. Desenvolvimento pessoal 4. Felicidade – Aspectos
psicológicos 5. Saúde mental I. Título.

23-145186   CDD-158.1

Índices para catálogo sistemático:
1. Autoajuda: Psicologia   158.1
Aline Graziele Benitez – Bibliotecária – CRB-1/3129

Todos os direitos desta edição reservados a
VR EDITORA S.A.
Via das Magnólias, 327 – Sala 01 | Jardim Colibri
CEP 06713-270 | Cotia | SP
Tel.| Fax: (+55 11) 4702-9148
vreditoras.com.br | editoras@vreditoras.com.br

SUMÁRIO

Introdução...vii

PARTE 1
Saudações, agradador

1. Você é um agradador?.. 19
2. No início.. 29

PARTE 2
Os cinco estilos de agradadores

3. Bondoso.. 51
4. Esforçado.. 65
5. Desvencilhador... 81
6. Salvador.. 96
7. Sofredor... 111

PARTE 3
Os seis passos para encontrar a alegria no não

8. Identifique o seu agradador.............................. 129
9. Reconheça a sua bagagem................................. 146
10. Repaternize-se... 162
11. Transforme em desejo ou diga *não*................ 183
12. Reduza as insinuações..................................... 201
13. Aprenda com as erupções e os desafios..........220

Conclusão 239

Agradecimentos 244

Notas 250

Índice remissivo 253

INTRODUÇÃO

Encontre a sua alegria, encontre o seu não

Eu sou Natalie Lue e estou em recuperação de ser uma agradadora. Suprimir e reprimir minhas necessidades, desejos, expectativas, sentimentos e opiniões para tentar influenciar e controlar os sentimentos e comportamentos de outras pessoas era tão natural para mim como respirar. Eu achava normal dizer às pessoas o que elas queriam ouvir (leia-se: mentir) para fazê-las se sentir melhor. Eu acreditava que estava preenchendo os requisitos de ser uma Boa Pessoa por ser gentil, generosa, trabalhadora, conscienciosa, amorosa, ansiosa em ajudar, atraente e inteligente e fazendo o que os outros precisavam e queriam. Mas fiquei perplexa ao perceber que me sentia uma droga na maior parte do tempo. Não fazia sentido para mim dedicar tanto tempo, energia, esforço e emoção para tentar fazer a coisa certa — ser uma Boa Menina — e garantir que os outros ficassem satisfeitos, me sacrificar e, ainda assim, não me sentir bem.

Eu guardava o *não* para ocasiões de emergência, quando me encontrava contra a parede, e expressava isso de uma maneira excessivamente culpada, o que sugeria que estava fazendo algo errado ou eu dizia isso tardiamente, em uma erupção de raiva e frustração reprimidas. Eu achava que dizer *não* por vontade própria, fosse por necessidade, desejo ou mesmo por obrigação, era algo que outras pessoas faziam — como se tivessem conquistado esse direito por meio de seu valor. Isso significava que eu normalmente assinava, selava e entregava um *não* com dor, ansiedade, culpa, ressentimento e vergonha.

A ALEGRIA DE DIZER NÃO

* * *

CERTA MANHÃ, NO início de agosto de 2005, descobri que eu *podia dizer não simplesmente porque queria*. Naquele dia específico, sentei no consultório na clínica de doenças respiratórias de um hospital ao norte de Londres, preparada para as más notícias que eu sabia que viriam. Por dezoito meses, eu tinha entrado e saído de várias alas, às vezes semanalmente, para radiografias de tórax, testes de função pulmonar, exames de sangue, tomografias e exames invasivos em geral depois de ter sido diagnosticada com uma misteriosa doença do sistema imunológico (sarcoidose), que quase me deixou cega de um olho e me transformou em uma especialista em esconder fortes dores nas articulações. Algumas semanas antes, durante as férias no Egito, comemorando o término de um ano de tratamento agressivo com esteroides, encontrei um caroço no pescoço que indicava que a doença estava "de volta". Agora eu sabia como era ser a personagem de Jamie Lee Curtis nos filmes da série *Halloween*, pensando que Michael Myers havia partido apenas para reaparecer e destruir a vida de todos novamente.

"O tratamento com esteroides não funcionou… Como você sabe, não sabemos qual é a causa disso e não há cura, então você precisará tomar esteroides pelo resto da vida… É crucial que você comece imediatamente… evitar a insuficiência cardíaca pulmonar aos 40 anos… sem outras opções… preservar a mobilidade…"

Eu tinha acabado de completar 28 anos e, quando a voz de meu médico se tornou monótona, percebi: eu estava doente há pelo menos dois anos e, embora entendesse que a minha doença era séria, havia feito tudo o que os médicos me diziam, e meu foco era estar a serviço de todos, mesmo quando não queria.

Instâncias de obediência e autonegligência passaram pela minha mente. Decidi não "sobrecarregar" a minha família com informações "demais" sobre a minha doença, porque eu sabia que eles não conseguiriam lidar com

INTRODUÇÃO

isso (e, admito, suas atitudes — incluindo estarem mais preocupados com quanto peso eu ganhei com os esteroides — me estressavam). Meu chefe e meus colegas desconheciam a extensão da minha doença porque eu havia decidido agir como se não estivesse doente e compensar quaisquer "inconvenientes", como consultas e aplicação de esteroides no olho a cada hora, com alto desempenho. Eu começava o dia gritando de agonia e, quando saía do metrô e entrava no escritório, me revestia com um verniz de calma.

Foi por isso que, momentos depois, quando ouvi um *não* — ressonante, sem remorso e decidido —, olhei em volta para ver quem havia dito aquilo. A expressão de confusão e irritação no rosto do meu médico deixou claro que tinha sido eu.

Normalmente eu me sentiria ansiosa por dizer *não* a uma "autoridade" e parecer uma pessoa "difícil", mas esse sentimento estava ausente. O medo de morrer aos 40 anos superou em muito o desconforto potencial que eu tendia a sentir nos outros quando pensava em dizer *não*, quanto mais verbalizar ou demonstrar. Ocorreu-me que ninguém viria me salvar. Era minha responsabilidade tomar decisões e cuidar de mim.

Então expliquei que, como eles não sabiam por que eu tinha a doença e os esteroides claramente não estavam resolvendo nada, eu exploraria outras opções. Deixei-o reiterar tudo o que já havia dito, desprezar as alternativas e me dizer que eu não tinha opções.

Teria sido fácil recuar e depois passar os próximos meses ou mesmo anos pensando em me silenciar. Em vez disso, eu disse: "Ouvi tudo, mas ainda vou explorar outras opções". Prometi comparecer a todos os meus exames e que, se não houvesse melhora em três meses, reiniciaria o tratamento com esteroides. Mas isso nunca aconteceu.

Oito meses depois, eu estava em remissão da minha doença incurável, comecei a reformular radicalmente todas as áreas da minha vida e estava em um novo relacionamento com meu atual marido. Sim, empreguei algumas terapias alternativas (cinesiologia e acupuntura), mas foi ouvir o termo *limites,* não muito depois daquela consulta, que mudou — e salvou — a minha vida. Ao longo dos dezessete anos desde aquele dia fatídico, uma vez ou outra, a solução para quase todas as lutas e problemas provou ser a mesma de antes: abraçar a alegria de dizer *não.*

Quando eu disse *não* no consultório médico, ainda não tinha vivido *nenhum* relacionamento romântico saudável. Até meus encontros se transformavam em relacionamentos tóxicos nos quais, devido à racionalização de comportamento inadequado ou ao sentimento de culpa por minha falta de interesse, eu continuava a sofrer violações e/ou promover a pessoa a "namorado". Graças aos problemas com minha mãe e meu pai decorrentes do abandono, das críticas e do caos, eu me mantinha em um ciclo constante de drama familiar; estava esgotada no trabalho e até mesmo com algumas amizades. Eu odiava a mim mesma e à minha vida porque parecia que nada que eu fazia era suficiente. Mesmo assim, em minha mente, o *não* levava a dor, rejeição, fracasso, desapontamento e abandono.

Não é só comigo. Vivemos em um mundo que nos socializa desde a infância para agradar às pessoas e acreditar que limites são errados e egoístas. Sim, somos ensinados sobre certos perigos e sobre como o *não* significa não, mas então recebemos mensagens tão confusas e conflitantes sobre obediência e de como sermos amados e nos mantermos seguros que muitos de nós perdemos a capacidade de dizer *não* com confiança. Aprendemos que *não* significa *não,* desde que não envolva ferir alguém, irritá-lo ou ser uma pessoa "má".

Aprendemos desde cedo que é fundamental agradar a nossos pais e cuidadores de todas as maneiras porque, bem, eles "sabem o que é melhor" e porque nossa sobrevivência e nosso amor dependem deles. Dê duro na escola. Seja a melhor. Se você não é o melhor, seja bom. Viva nossos sonhos, nos orgulhe, não nos envergonhe com os vizinhos. Seja visto e não ouvido, guarde seus sentimentos para si mesmo. Pare de ser tão sensível. Dê duro e você terá

INTRODUÇÃO

boas notas. Seja bom e receberá elogios, paz, amizade e relacionamentos, e evitará resultados indesejáveis. Faça as coisas que esperamos de você. Deixe aquele parente abraçá-lo mesmo que você esteja claramente desconfortável, porque você o ofenderá se não o fizer. Seja "legal" para não ser visto como agressiva. Seja "bom" para que as pessoas não pensem que você é perverso e arruíne a nossa reputação. Sabe aquelas coisas de que não gostamos nas outras pessoas? Não faça nada daquilo. Quando você tirar boas notas, entrará na universidade ou conseguirá um emprego. A partir daí você ganhará dinheiro, casa, relacionamento e filhos. Basicamente, seja bom e você terá sucesso.

Em determinado momento, descobrimos que o mundo não funciona assim. Por exemplo, talvez façamos todas as coisas certas no trabalho. No entanto, alguém que não tem problema em criar conflitos e fazer coisas que achamos desagradáveis recebe a promoção. Tentamos ser o Parceiro Perfeito, mas somos trocados por alguém que vai contra tudo o que nos foi dito, ou bancamos o Cara Bonzinho na esperança de que a pessoa nos veja como um relacionamento benigno, apenas para nos transformarmos numa melhor amiga. Fazemos todas as coisas que nossos pais nos disseram para fazer e até deixamos sonhos e aspirações de lado apenas para que eles prefiram outro filho, continuem nos culpando ou nunca reconheçam nada do que fazemos.

E, depois de todo esse esforço, podemos acabar percebendo que não sabemos quem somos ou o que queremos.

Não há ponto de virada quando agradamos às pessoas, quando finalmente vencemos e todo o nosso sofrimento e esforço são recompensados. Aqui estamos nós, sacrificados e reprimidos ao máximo, e estamos em relacionamentos ruins imaginando o que há de errado conosco, ou entediados, intimidados, mal pagos ou esgotados em empregos que nos disseram que levariam à felicidade e ao sucesso. Não temos uma ideia clara de como cuidar de nós mesmos e de como atender às nossas necessidades.

Eis a verdade: o que eu pensava ser "bom" e "prestativo" era agradar às pessoas — usar o "agrado" para influenciar e controlar os sentimentos e comportamentos de outras pessoas para ganhar atenção, afeto, aprovação, amor e validação ou para evitar conflitos, críticas, estresse, decepção, perda, rejeição e abandono.

Embora alguns casos de agradadores sejam óbvios porque sabemos que estamos fazendo algo para sermos apreciados, alérgicos a dizer *não*, com fome de elogios ou talvez nos comportando como uma superfoca de circo, muitos dos nossos hábitos de agradar às pessoas não estão à mostra, mas são insidiosos, como os seguintes:

- Adiar falar com um colega sobre um problema com o trabalho dele e depois ficar até tarde ou atrasar seu próprio trabalho porque você se preocupa em ferir seus sentimentos, falar mal de outros membros da equipe ou parecer incompetente.
- Decidir comer a torta de chocolate da sua mãe, mesmo tendo sensibilidade ao glúten e intolerância à lactose porque prefere lidar com uma dor de estômago e ficar preso no banheiro a arriscar desapontá-la ou ferir seus sentimentos.
- Chamar a si mesmo *de excessivamente sensível, carente, egoísta* e *difícil*, porque você se sente desconfortável e cada vez mais ressentido com a amiga que repetidamente despeja seus problemas em você sem nunca se interessar pelo que está acontecendo na sua vida.
- Ouvir um(a) namorado(a) falar sobre relacionamentos e dificuldades anteriores e depois decidir que não vai pedir nem esperar certas coisas para que ele(a) não se sinta pressionado ou ferido, ou de repente se sentir obrigada(o) porque acha que pode ser a solução para os problemas dele(a).

Seja aberta ou indiretamente, muitas vezes você tem dificuldade em dizer *não* por meio de suas palavras e ações. Você faz coisas "boas", mas pelos motivos errados.

INTRODUÇÃO

Pense em algumas das vezes em que você não disse *não*, seja verbalmente, seja por meio de suas ações.

Você estava sendo legal ou você estava com medo?

Você estava sendo legal ou você estava com raiva?

Você estava sendo legal ou estava desapontada?

Você estava sendo generosa, amorosa e prestativa ou estava pedindo ou esperando por algo?

Você realmente queria fazer aquilo ou estava ansiosa?

A alegria de dizer não é sobre como se recuperar do ciclo de agradar às pessoas e sobrecarregar seus relacionamentos e experiências, descobrindo o poder curativo e transformador do *não*.

Aprender a dizer *não* me ajudou a me recuperar daquela doença que ameaçava a minha vida, mas muito mais.

- Após o meu diagnóstico, defendi minhas necessidades no trabalho, obtendo total apoio dos recursos humanos e de meu então chefe, incluindo redução de horas durante a recuperação. Depois, quando eles me enrolaram com a minha licença-maternidade e a minha promoção, meu retorno ao trabalho foi péssimo, e minha relação mais íntima com o *não* me ajudou a graciosamente traçar uma linha limítrofe de forma assertiva. Isso abriu meu caminho para escrever em tempo integral e iniciar o meu negócio, permitindo-me espalhar a cura e a alegria ao compartilhar os ensinamentos da minha transformação em meu site (BaggageReclaim.com), com milhares de pessoas em todo o mundo.

xiii

- Gradualmente, transformei muitos relacionamentos codependentes e dolorosos que tinha com minha família, permitindo-me dar um passo atrás e redefinir meu senso de responsabilidade e obrigação. A culpa e a ansiedade que atormentavam cada interação diminuíram, mas ainda restou um pouco para me lembrar e me manter no meu caminho e reconhecer nossas diferenças. Finalmente me permiti me tornar adulta aos 28 anos, e de novo e de novo até os dias atuais, e... adivinhem só? O céu não desabou.

- Cortei laços com ex-namorados e optei por sair de situações de namoro obscuras e impraticáveis muito mais cedo sem me questionar, abrindo-me para conhecer meu atual marido e ser capaz de crescer no relacionamento porque me esforcei para ser eu mesma.

- O *não* me ajudou a ser uma mãe melhor para mim e para os meus filhos. Embora eu ainda tenha a maioria dos amigos que tinha antes de começar minha recuperação, todos os relacionamentos são mais equilibrados e autênticos.

- Começar a dizer *não* me colocou no caminho da cura do trauma, incluindo meu medo do abandono e da dor e da raiva que carregava dos abusos. As respostas do meu corpo ao estresse se acalmaram, o drama da minha vida caiu drasticamente e aprendi a enfrentar os desafios quando eles surgem.

- Quando meu pai foi diagnosticado com câncer de intestino em junho de 2016, depois de estarmos separados por quatro anos, tudo o que aprendi nos ajudou a termos um relacionamento lindo e conciliador em seus últimos dez meses. Depois, enquanto lutava contra a dor, aos 40 anos e me sentindo perdida, mais uma vez o *não* veio em meu socorro, permitindo-me experimentar uma alegria inesperada e me levando a um lugar onde sou a mais verdadeira eu que já fui.

INTRODUÇÃO

Esta é uma pequena amostra, e neste livro compartilharei histórias de minha jornada — bem como de outras pessoas que ajudei ao longo do meu caminho. Eu costumava pensar que era estranha e que meus problemas e minhas situações eram únicos, mas em agosto de 2005, quando falei em voz alta sobre minhas lutas em meu blog pessoal, fui inundada com mensagens de pessoas dizendo: "Você sou eu. Você é exatamente como eu sou".

Você não está sozinho.

Se você não diz *sim* autenticamente, você o diz com ressentimento, medo ou tentando se desvencilhar, e isso leva a muito mais problemas do que se tivesse dito *não* logo de cara. É hora de parar de viver a mentira que agrada às pessoas.

xv

PARTE 1

SAUDAÇÕES, AGRADADOR

1

VOCÊ É UM AGRADADOR?

ALGUMA DESTAS AFIRMAÇÕES
SOA FAMILIAR PARA VOCÊ?

- Mesmo que eu possa disfarçar, suprimir e reprimir, muitas vezes me sinto ressentida, obrigada, oprimida, culpada, ansiosa, sobrecarregada, esgotada, exausta, abatida, desamparada, impotente ou vitimizada.
- Eu coloco as necessidades e os desejos de outras pessoas à frente dos meus e sinto como se fosse a última da fila.
- Eu me preocupo em não ser amada, em me meter em problemas, em ferir sentimentos, em parecer uma pessoa "má" ou "egoísta" ou em ser rejeitada, abandonada ou alienada se disser *não*, expressar minhas necessidades, ter limites ou ser honesta.
- Eu digo *sim* sem considerar o significado e as consequências e então me sinto presa, oprimida, ansiosa ou ressentida, ou irrito as pessoas por desistir ou não ter o conjunto de habilidades ou capacidades necessárias para aquilo.
- Eu reluto em pedir ajuda e temo ser um fardo e incomodar os outros, que geralmente resulta em descartar minhas próprias necessidades, expectativas, desejos, sentimentos e opiniões, me culpando por ser supersensível/carente/difícil/egoísta/exigente.

- Digo *sim* com base em sentimento de culpa, medo, obrigação ou ansiedade.
- Tive doenças relacionadas ao estresse ou esgotamento ou me senti no limite de um comportamento que me deixou envergonhada.
- Tenho pouco ou nenhum tempo para mim, seja para minhas prioridades, seja para diversão ou autocuidado, mas sei cuidar e reservar tempo para todos.
- Eu sou a pessoa certa, seja no trabalho, na família, entre amigos ou ex-namorados, para que voltem à minha vida quando estão sem rumo.
- Tenho medo de não ser boa o suficiente e acho que a culpa disso são os sentimentos e comportamentos de outras pessoas ou porque a vida não está indo como eu gostaria.
- Meus relacionamentos interpessoais tendem a envolver tentativas de resgatar, consertar ou mudar os outros ou de ser o projeto de estimação deles.
- Perdi coisas que realmente quero fazer porque disse *sim* a algo que não deveria.
- Estive envolvida com uma pessoa emocionalmente indisponível ou abusiva e continuei namorando/saindo/voltando a ficar com ela ou permaneci no relacionamento apesar de ser insatisfatório ou prejudicial à saúde.
- Eu me preocupo que meu sucesso, minha felicidade ou meu crescimento pessoal ofusquem os outros ou os façam se sentir infelizes, deixados de lado ou abandonados.
- Quando as pessoas não reconhecem, apreciam e recompensam meus esforços, eu me sinto ferida, ressentida, negligenciada, abandonada, deprimida, usada ou abusada.
- Sou autocrítica, temo o fracasso e cometo erros, excedo o desempenho e supercompenso; ou fujo e me escondo.
- Tenho dificuldade em dizer *não* no trabalho porque tenho medo de

VOCÊ É UM AGRADADOR?

parecer preguiçosa ou incompetente, parecendo que não sou uma boa jogadora em equipe ou que mereça uma promoção, ou de me arriscar a queimar pontes ou atrair retaliação.

- Eu uso insinuações para tentar fazer com que os outros atendam às minhas necessidades e desejos ou compreendam meus sentimentos, em vez de comunicá-los diretamente.
- Às vezes, fico furiosa ou em pânico quando as pessoas pedem ou esperam que eu faça alguma coisa, mas ainda assim digo *sim*.
- Eu dou muito de mim.
- Digo *sim*, concordo ou fico calada mesmo quando é em detrimento do meu bem-estar porque tenho medo de dizer *não* ou não sei dizer *não*.

Se você respondeu *sim* a pelo menos uma dessas afirmações, você é um agradador de pessoas. Essas são pistas do seu corpo, sua mente e sua vida de que você faz o que, para todos os efeitos, podem ser "coisas boas", mas pelas *razões erradas* — e *é isso* que o torna um agradador de pessoas.

> Um agradador suprime e reprime consciente e inconscientemente suas necessidades, seus desejos, suas expectativas, seus sentimentos e suas opiniões para colocar outras pessoas em primeiro lugar, para que você ganhe atenção, afeto, aprovação, amor ou validação; ou para que evite conflitos, críticas, decepções, perdas, rejeições ou abandono.

Existem pessoas fazendo o mesmo ou parecido com você, como ajudar, trabalhar duro, querer fazer coisas boas e que se sentem desconfortáveis por incomodar ou decepcionar outras pessoas, mas elas não vêm de um lugar de medo, culpa, obrigação, ou por se sentirem indignas. Elas estão cientes de suas motivações e, em situações em que suas ações e escolhas ou as expectativas e solicitações de outras pessoas afetam seu bem-estar ou são diretamente prejudiciais, inapropriadas ou desnecessárias, elas não deixam de se levar em conta. Elas dirão *não* se precisarem ou quiserem. Elas têm respostas assertivas e ativas.

Não é que elas não se importam com o que os outros pensam ou porque não compartilham de seus desejos ou medos — elas se importam —, mas elas não são motivadas por agradar às pessoas e, portanto, têm um senso maior de quem são, incluindo o que elas precisam, querem, esperam, sentem e pensam. Como resultado, estão mais inclinadas a deixar que seus valores e seus limites as guiem, em vez de pensar se *deveriam* seguir regras e suas percepções dos sentimentos e do comportamento das outras pessoas. Nos casos em que, com o benefício da retrospectiva, elas percebem que algo não funcionou, foi problemático ou prejudicial de alguma forma pelo simples fato de que são humanas, elas se permitem aprender com isso.

Agradar às pessoas é uma coleção de estratégias de respostas passivas, enraizadas desde a infância, para evitar a dor e nos fazer sentir dignos, merecedores, aceitos e seguros, mas que, em vez disso, resulta em sentimentos crônicos de baixa autoestima, ansiedade, ressentimento e outros resultados indesejáveis. Agradar às pessoas nos impede de ser mais quem somos e de desfrutar relacionamentos verdadeiramente íntimos e gratificantes, porque não permite que aprendamos nossos verdadeiros *sim*, *não* e *talvez*.

Cada uma das afirmações que listei no início deste capítulo reflete incidentes nos quais você não diz *sim* conscientemente ou porque realmente quer ou precisa, mas porque, em algum nível, tem medo ou sente uma culpa inapropriada e desproporcional, tentando controlar algo ou na esperança de ser recompensada de alguma forma por concordar com as coisas. Você também faz as coisas não porque quer, mas porque é o que acha que se espera de você. Se não fosse esse o caso, você diria *não* quando precisa, quer ou deveria, ou certamente diria *não* muito mais do que faz agora ou fez no passado.

Quanto mais dessas afirmações você concordar, mais o termo agradador se aplica à sua vida. Mas também é crucial reconhecer que, mesmo que

VOCÊ É UM AGRADADOR?

seja "apenas" uma ou algumas das declarações, o que importa é o grau em que elas afetam sua vida e quão autêntico e atento você é.

> Se quiser mais dicas do que essas afirmações significam, eu criei um manual em PDF para você baixar em thejoyofsayingno.com/resources.

É impossível evitar dizer *não* ou temer as consequências dos limites e não agradar às pessoas. Você continuará experimentando variações das mesmas frustrações, mágoas e problemas e as atribuirá erroneamente a não agradar o suficiente.

A *única* razão pela qual não dizemos *não*, ou dizemos *sim* de forma inautêntica, é nossa bagagem emocional, mágoas não resolvidas, perdas, julgamentos e velhos mal-entendidos que carregamos do passado. Podemos chamar isso de ser "legal" ou de ser uma "boa pessoa" ou afirmar que não queremos "ferir sentimentos" ou "sermos feridos" ou o que quer que seja, mas é tudo um código para: *Algo aconteceu no passado, e eu gostei ou não gostei de como aquilo me fez sentir ou de como aconteceu. Então, criei uma história e um hábito que me informam como reagir em situações semelhantes ou perto de pessoas semelhantes, bem como quem eu acredito que devo ser. E desde então tenho repetido o mesmo comportamento.*

Todos nós temos bagagem emocional, então tê-la não torna ninguém estranho, errado ou diferente. Mas *o quanto carregamos* e *seu efeito sobre nós* refletem nossa predisposição de lidar com as mágoas e dificuldades emocionais. Agradadores bloqueiam isso porque, entre os hábitos infantis de pensamento e de comportamento; a obrigação, culpa e ressentimento; e o desempenho de papéis em nossos relacionamentos como o Super ou Insuficiente, o Pacificador ou o Ajudante Indispensável e Superdotado que Não Tem Necessidades Próprias, adotamos uma máscara que nos

23

distancia de nós mesmos e dos outros. Ironicamente, agradar às pessoas reforça as mágoas e as dificuldades emocionais que estamos tentando evitar ou resolver.

Isso significa que podemos passar a vida inteira tentando fazer com que as pessoas nos *vejam*, nos *ouçam*, nos *validem* e atendam às nossas necessidades não satisfeitas, sem perceber que a nossa atitude de agradador está bloqueando a intimidade e impedindo que as pessoas vejam o nosso verdadeiro eu. Isso não nos permite sentir verdadeiramente, e por isso lutamos para decifrar nossos limites e o que precisamos, desejamos, esperamos, sentimos e pensamos.

Nós nos esforçamos para ser bons e demonstrar quanto somos bons, para colocar o nosso esforço nas coisas, para salvar os outros de si mesmos, para evitar incomodar a nós mesmos ou aos outros e, sim, às vezes para provar quanto somos bons em sofrer, tudo para que possamos ganhar atenção, afeto, aprovação, amor e validação. Também precisamos, queremos, às vezes *ansiamos por* intimidade e conexão genuínas, mas não percebemos que, em nossa busca por agradar, estamos vivendo mentiras e nos escondendo.

Quando usamos máscaras ou fantasias, as pessoas não podem ver (ou ferir) nosso verdadeiro eu. É *por isso* que o fazemos. Podemos ter nos transformado ao longo da vida tentando ser tudo para todas as pessoas, tanto que não conseguimos mais identificar o nosso verdadeiro eu em meio a um destacamento da polícia!

Nosso esforço em agradar nos impediu de aprender que, sem correr o risco de conflito e da crítica, sem sermos honestos sobre quem somos por meio dos nossos *sins* e *nãos*, não se cria intimidade. Em vez disso, normalizamos andar na ponta dos pés e pisar em ovos em torno de nossas próprias vontades e das intenções das outras pessoas e pensamos que isso é o melhor que podemos ter.

VOCÊ É UM AGRADADOR?

Você NÃO CAIU do céu e apenas *decidiu* se tornar um agradador de pessoas. Mesmo que crie consciência disso apenas na idade adulta, agradar às pessoas é algo que o acompanha desde a infância. Uma combinação de socialização, condicionamento, respostas e lições autodidatas o treinou para colocar os outros à sua frente como estratégia para atender às suas necessidades e evitar riscos e dores.

Não digo isso como se você e eu fôssemos diferentes e eu fosse um ser humano iluminado, superior à bagagem emocional. Eu ainda agrado às pessoas às vezes porque passei a maior parte da minha vida fazendo isso sem nem perceber que *estava* agradando às pessoas. Eu apenas pensava que a vida funcionava assim e que era isso que a Natalie deveria fazer.

Quando sinto que o potencial para o conflito ou o próprio conflito está realmente acontecendo, ainda congelo momentaneamente e quero caminhar para longe da situação ou me camuflar nos arredores. Ainda me preocupo com a reação das pessoas; às vezes desejo que meus pais, até mesmo meu falecido pai, fossem diferentes de quem são; às vezes gasto muito tempo tentando escrever um simples texto ou um e-mail; e posso acabar com a alegria de praticamente qualquer coisa se eu deixar meus modos perfeccionistas (em recuperação) tomarem conta.

Agradar às pessoas é um código para *estou (ou estava) ansiosa com alguma coisa.* É um hábito de controle de ansiedade que ironicamente nos mantém presos em um ciclo de ansiedade porque se trata de hipervigilância. Quando você está efetivamente em alerta máximo e constantemente examinando o perímetro em busca de desaprovação ou perigo, isso inibe sua capacidade de estar consciente, atento e presente. E é por estar disposta a reconhecer isso e como minha bagagem emocional se manifesta naquele momento específico que me permito fazer escolhas mais conscientes e *alegres.*

SOU UMA AGRADADORA em recuperação porque, assim como você, minha vida adulta se resume em desaprender todas as mensagens e lições improdutivas e prejudiciais que aprendi ao longo do caminho para que eu possa me curar, crescer e aprender, fazendo com que eu me torne mais autêntica em vez de esconder o meu eu.

Em vez de estar no meu próprio *Dia da Marmota*, pensando e fazendo as mesmas coisas que agradam às pessoas e esperando resultados diferentes, reconheci que a maneira como às vezes penso, sinto, me comporto e decido reflete a velha dor, o medo e a culpa, e não quem eu sou. Estou me permitindo recuperar e florescer daquilo que fui no passado usando o *não* como uma forma de curar minha bagagem emocional ao longo da vida. Você também pode. Isso, aliás, é muito melhor do que agradar às pessoas na tentativa de "trabalhar o seu interior" para se tornar "livre da bagagem" e, finalmente, digno o suficiente de ser, fazer e ter mais do que você precisa, deseja e merece.

É impossível não exagerar: agradar às pessoas é uma apropriação indevida das suas boas qualidades e capacidades (tempo, energia, esforço e emoções), não de quem você realmente é. Os efeitos são sentidos em sua vida, desde como você se sente ou não por dentro, até a intimidade de seus relacionamentos, sua carga de trabalho, o que podem ser mágoas e ressentimentos secretos, até o seu senso geral de realização e conexão. Dependendo do seu nível de esforço em agradar às pessoas, seu corpo pode estar em um modo quase constante de luta-fuga-congelamento, e, em vez de liberá-lo, essa hipervigilância está agravando tudo pelo que você passou e contribui para o motivo de você querer agradar às pessoas.

Você não precisa esperar até ser "suficiente" ou "perfeito". Você veio ao mundo suficiente e vai sair daqui suficiente. Acontece que você internalizou muita merda ao longo da vida que o ensinou e o convenceu do contrário. E você não precisa ser perfeito — também conhecido como desumano e sem bagagem emocional —, você precisa se organizar, desfazer as malas e arrumar tudo o que estiver atrapalhando o seu *não* para que

VOCÊ É UM AGRADADOR?

você também possa aprender a dizer *sim* com autenticidade. Você precisa desaprender a ficar ansioso consigo mesmo e com medo de desagradar a todos para poder acessar uma gama muito mais ampla de emoções e cuidar de forma saudável de si mesmo e de seus relacionamentos.

A verdade é que muitas vezes tentamos ganhar autoestima e mais valor, assim como obter mais benefícios dos relacionamentos interpessoais e experiências mais gratificantes *conquistando-os* com agrados, para que não tenhamos que arriscar nossa vulnerabilidade — e isso não será suficiente se quisermos genuinamente experimentar mais intimidade, realização, paz e *alegria* em nossa vida. Decidir pela escolha do que abrir mão significa confrontar por que os acumulamos em primeiro lugar e nos conectar com nossas verdadeiras intenções e valores. É para isso que estou aqui.

- Saber como e quando dizer *não* é entender seus limites e as linhas visíveis e invisíveis entre você e os outros, que mostram sua consciência de onde você termina e eles começam.
- Seus limites comunicam o que você sabe sobre quem você é e quem quer ser, suas responsabilidades e sua consciência, de quem são os outros e as responsabilidades deles.
- Todos os problemas que encontramos carregam uma questão de limite em algum lugar, então, quanto mais diferenciarmos entre nossos sentimentos, pensamentos, corpos e coisas dos de outra pessoa, melhor nos tornamos em não apenas resolver nossos problemas, mas também em não repetir o mesmo problema.
- O erro que a maioria de nós comete é confundir limites com dizer *não*, mas limites também têm *a ver* com a que você diz *sim*. Então, quando você trata o *não* como um palavrão e se concentra no *sim*, indiretamente diz *não* a você mesmo e continua preso no ciclo de agradar às pessoas.
- Pense em *sim* e *não* como o coração e os pulmões, que trabalham juntos para bombear sangue rico em oxigênio para todo o corpo. Não é o caso

27

de usar um ou outro; quando um órgão está comprometido, isso afeta não apenas o outro, mas também o funcionamento de todo o corpo.

- Se você tem medo de dizer *não*, também tem problemas com os *nãos* dos outros, e é hora de considerar o que você faz e o que evita para diminuir o *não* deles.

- Tudo o que você faz é tentar atender às necessidades: as coisas que precisa ser, fazer e ter — *não* apenas para sobreviver, mas para prosperar. Quanto mais saudáveis forem os seus limites, mais você atenderá às suas necessidades, porque estará no controle e sendo você mesmo. Assim, permitir-se dizer *não* preenche a lacuna de necessidades negligenciadas que você (sem resultado) cria quando é um agradador.

- Seus limites *são* suas necessidades, desejos, expectativas, sentimentos e opiniões, porque representam quem você é e como deseja ser, seus *valores*, suas preferências, seus princípios e suas prioridades para viver sua vida com felicidade e autenticidade. Eles são seu *sim*, *não* e *talvez*, portanto, em essência, quanto mais você representa quem você é, se colocando e se intensificando de forma autêntica e honesta, mais saudáveis serão seus limites. Se você não está dizendo *sim* e *não* quando precisa, deveria ou deseja, você se torna incongruente com seus valores porque não está incorporando seu caráter ou honrando suas preferências e prioridades.

- Quando você agrada às pessoas, está suprimindo seus limites porque reprime a *si mesmo*. Você é seus limites.

- Quanto você está disposto a honrar seus limites é uma expressão da sua autoestima, a soma dos pensamentos que você alimenta e a maneira como você se trata. Quando você se trata e se considera uma pessoa digna e valiosa, tem a confiança de ser mais você. E, ainda que não se sinta tão bem consigo mesmo, criar limites mais saudáveis abre o caminho para combinar como você se sente com o tratamento digno para si mesmo.

2

NO INÍCIO

Quando pergunto a pessoas de 20 a 80 anos por que, por exemplo, não dizem *não* ao trabalho ou à família, ou por que concordam com as coisas mesmo quando se sentem mal, repetidamente suas respostas falam sobre o medo de "me meter em problemas" e como eles têm que "fazer o que *eles* mandam". Essencialmente, eles querem ser "bons". Então, o que está acontecendo e como aprendemos a ser agradadores?

Supondo que você não seja mais uma criança, acredito que foi criado na Era da Obediência. Impulsionado por rigidez, disciplina e controle, esse estilo de criação, interação e comunicação com as crianças se centrava em torná-las "boas", ensinando-as a obedecer incondicionalmente a figuras de autoridade, instilando um senso de obrigação e, em última análise, garantindo que fossem complacentes, excessivamente propensas a concordar com os outros. Isso nos preparou para o trabalho e para sermos adultos que atendem às expectativas da sociedade.

Embora, como nos velhos tempos, os pais e responsáveis modernos possam estar envolvidos, distantes, negligentes ou abusivos, uma grande diferença com a paternidade recente é que há diálogo e respeito bidirecionais, em vez de unidirecionais. A consciência dos direitos das crianças, o respeito por seus limites e o cuidado com seu bem-estar emocional, mental e físico não são mais anomalias atribuídas a pais "hippies" ou "relaxados".

A ALEGRIA DE DIZER NÃO

Também é mais amplamente entendido que as crianças são pessoas próprias, não propriedade dos adultos, e por isso têm maior autonomia.

Embora as pessoas sempre tenham se preocupado em "ser boas" e confiado em um nível de conformidade e adaptação como meio de sobrevivência e atendimento das necessidades, o significado de "ser *bom*" mudou à medida que a civilização avançou. Na verdade, se você traçar a etimologia da palavra bom, verá como ela foi inicialmente associada à religião e gradualmente evoluiu para incluir sucesso, prosperidade e, em seguida, ética de trabalho e ser "bem-comportado". Essa evolução acompanha o que estava acontecendo no mundo, incluindo a Revolução Industrial, a colonização e o imperialismo.[1]

Durante a Era da Obediência, alguém em algum lugar estava policiando ou descartando nossos sentimentos; rotulando nossas expressões faciais, nossa personalidade, introversão ou extroversão, comportamento, aparências, intelecto, talentos ou aspirações como "boas" ou "más" e, de fato, culpando, obrigando, assustando e nos envergonhando para sermos quem eles queriam que fôssemos. Era socialmente aceitável "disciplinar" fisicamente e punir uma criança, fosse em público ou no ambiente privado, ou dizer o que você quisesse sem pensar nas consequências emocionais e mentais. Conexões emocionais, mentais e físicas não eram uma prioridade ou a norma, então o desejo de atenção, afeto e carinho era visto como excedente aos requisitos.

Também não era incomum que os filhos criassem seus irmãos ou até mesmo cuidassem de parentes, ou renunciassem à educação para ganhar a vida ou se casar com alguém de quem a família pudesse se beneficiar. Os pais e responsáveis podem se envolver no que hoje consideramos um comportamento inseguro caso não levem em consideração seu impacto. Quando nós, ainda crianças, sofríamos *bullying*, rebaixamento de confiança, depressão, desafios acadêmicos, racismo e preconceito, exploração, abuso ou negligência, ou não nos apresentávamos de maneira neurotípica

NO INÍCIO

ou conforme o gênero, havia falta de apoio e a solução para tudo era encontrar uma maneira de ser "bom". Isso significava que nossas lutas muitas vezes se tornavam uma questão do que havíamos falhado em ser e fazer — *O que você estava vestindo?* ou *O que você disse para perturbá-los?* — em vez de abordar o problema real, mascarando a nossa dor, nossas lutas e necessidades como forma de obediência e autoproteção.

Embora todos tenhamos aprendido coisas vergonhosas na infância que silenciaram nosso verdadeiro eu, mensagens de gênero sobre bondade significam lições muito diferentes sobre assertividade. Isso quer dizer que as meninas e depois as mulheres são mais propensas a serem socializadas em uma obediência que limita sua ação e seu poder pessoal, enquanto os meninos e depois os homens aprendem a obediência para facilitar a conquista de maior poder. É aquela diferença não tão sutil entre *Seja obediente e gentil, seja elegante e não crie problema* e *Faça o que lhe dizem, mas também se mexa e seja um homem, não um maricas, para que você possa preservar sua masculinidade e ter sucesso.*

Portanto, embora qualquer um possa ser um agradador, é mais provável que as mulheres o sejam simplesmente porque, graças ao patriarcado, é menos provável que os homens sejam penalizados por se afirmarem até mesmo da maneira mais básica, enquanto muitos setores da sociedade ainda desaprovam as mulheres fazendo o mesmo.

Ao enfatizar a obediência, a sociedade incutiu um sentimento de medo e de culpa, mas os rotulou como respeito. Isso resultou em um medo não apenas das consequências negativas potenciais ou reais de não atingir os objetivos, mas no medo das próprias autoridades. Figuras de autoridade eram tratadas como se estivessem automaticamente certas e seguras, então a presunção era de que, se sentíssemos o contrário, estávamos sendo desrespeitosos.

A Era da Obediência não ensinou nuances; ensinou obediência incondicional. Especificamente, ensinou a importância de obedecer a qualquer pessoa com autoridade sobre você, que na infância é qualquer pessoa que

A ALEGRIA DE DIZER NÃO

você percebe ter poder sobre a sua pessoa. Isso significa que aprendemos sobre o "perigo do estranho" na forma de um sequestrador ou de uma figura assustadora com um saco de doces, mas ninguém explicou que, graças a todo o nosso treinamento de obediência, estranhos não só poderiam invocar o mesmo medo, culpa e obediência como entes queridos, mas também muitas vezes as pessoas sobre as quais precisávamos ter consciência de perigo eram aquelas em quem automaticamente confiávamos e reverenciávamos em razão de seu *status* e profissão, como padres, professores, policiais, amigos da família e parentes.

Aprendemos que, se não obedecêssemos às pessoas em posições de autoridade, isso poderia significar problemas não apenas para nós, mas também para aqueles à nossa volta. É por isso que os abusadores tendem a ameaçar que algo aconteça com seus entes queridos ou sugerir que seria problemático ou inconveniente para eles saber sobre o abuso. E, claro, nós obedecemos porque dependíamos de nossos pais e responsáveis para sobreviver.

Essa linguagem de chantagem emocional ativa nossa consciência para que a culpa (e a vergonha) nos torne propensos a aquiescer. Regras (arbitrárias ou não), junto com obrigações (falsas ou não) e expectativas e pedidos (realistas, justos ou não), são expressas em forma de culpa. Depois de um tempo, transformam-se na voz em nossa cabeça, e nos tornamos adeptos da chantagem emocional para obedecer. Por mais que haja pessoas em nossa vida que nos pressionam, quando fazemos um balanço de quem nos convence a dizer *sim*, geralmente somos nós que nos oprimimos e nos culpamos para fazer as coisas. O sentimento de culpa está tão ligado aos nossos relacionamentos íntimos que às vezes o confundimos com amor e carinho.

Sentimos culpa quando cometemos (ou percebemos que cometemos) uma transgressão. Em um mundo que o ensina a desconfiar de seus sentimentos e a pensar que suas necessidades, seus desejos e suas expectativas são egoístas e vergonhosos, você acaba com uma sensação desproporcional

NO INÍCIO

de transgressão que se traduz em *Deixe-me passar a minha vida compensando ou prevenindo a maldade sendo um agradador.*

A Era da Obediência nos ensinou a ir contra nós mesmos *sempre* que percebemos uma regra, uma obrigação, uma ameaça ou uma recompensa em potencial. É por isso que os ambientes de trabalho podem ser um gatilho. A combinação de autoridade e medo de desobedecer nos leva de volta a sentimentos, pensamentos e comportamentos infantis.

Trabalho com clientes que ficam profundamente perplexos em entender que trabalhar com alguém os levou a um comportamento incomum ou a uma ansiedade profunda. Sempre essa pessoa em questão tem alguma semelhança com um pai, um responsável, um irmão ou outra pessoa importante da sua infância.

O efeito indireto de incutir obediência nas crianças é que inadvertidamente (e, sim, às vezes intencionalmente) nos socializou e nos condicionou a nos tornarmos adultos que desconfiam de nossos próprios sentimentos e os desassociam de nosso corpo. Aprendemos a associar o *não* com ferir os outros, confronto, punição e abandono, e por isso perdemos o nosso *não* e agora nos sentimos desobedientes e desrespeitosos ao olhar para dentro. Se a pessoa responsável por nosso cuidado, por nos nutrir e apoiar também violou nossos limites, aprendemos a ir em direção ao perigo em vez de nos afastar dele, daí porque podemos nos sentir atraídos por pessoas abusivas.

Obedecer inquestionável e incondicionalmente às chamadas autoridades com priorização em agradá-las funcionaria se uma coisa fosse inquestionavelmente verdadeira: que *todas as* autoridades fossem amorosas, atenciosas, confiáveis e respeitosas e que não abusassem de seu poder. Obviamente, esse não é o caso.

A Era da Obediência também reforçou o equívoco e a ilusão de que concordar é o caminho para ser uma boa pessoa e que a concordância é sempre algo bom. Fomos socializados e condicionados a acreditar que o mundo é um ambiente de meritocracia que recompensa a versão de bondade à qual somos incutidos, e o que experimentamos é que isso não é verdade.

Seguimos as regras, somos e fazemos as coisas da maneira que nos dizem e, ainda assim, não seremos amados por todos e enfrentaremos os inevitáveis da vida — conflito, crítica, estresse, decepção, perda e rejeição. Nem sempre conseguiremos o emprego ou a promoção, nem sempre conquistaremos nosso parceiro romântico e, mesmo que marquemos todos os quadradinhos do que nos disseram que nos tornariam pessoas boas, felizes e bem-sucedidas, podemos nos sentir deprimidos, ansiosos, desiludidos ou vazios. Acontece que ser excessivamente complacente é perigoso para o nosso bem-estar.

O CUSTO DE SER UM AGRADADOR

Silvio Andrade, meu falecido acupunturista e mentor, me ajudou a entender o que estava acontecendo no meu corpo, pois eu estava perplexa por não conseguir lidar com o estresse adicional, embora pensasse que estava bem.

Imagine que, em teoria, todos nascemos com o mesmo limiar de estresse. Temos a linha-base de não estar estressados, e então podemos tolerar certa quantidade de estresse porque precisamos dele como parte de nossa sobrevivência para nos galvanizar quando estamos sob ameaça, nos ajustando à forma como usamos nosso corpo e para nos alertar quando estamos exagerando ou quando nosso corpo precisa de algo. Precisamos saber quando estamos sob alguma forma de pressão. Há um bom estresse por usar nossas capacidades máximas no dia a dia para atender às nossas necessidades e aproveitar nossa vida, e há um estresse não tão bom que vem de estressores que desencadeiam uma sensação de ameaça real ou imaginária.

Portanto, há a linha-base e o que devemos ser capazes de tolerar naturalmente e com certo conforto e, em seguida, um limite que indica quando

NO INÍCIO

estamos em alto estresse. Até esse limite, estamos bem, mas depois disso nosso corpo entra em um nível acima da média ou até mesmo perigoso.

O estresse produz o hormônio cortisol, e o estresse crônico produz muito dele, interrompendo os processos do corpo, colocando nossa saúde em risco e criando doenças.[2]

Às vezes, passamos por um período de estresse crônico que significa que estamos operando perto ou acima desse limite.

Se isso continua, o corpo se ajusta a um "novo normal", então nos sentiremos "bem" mesmo que não estejamos, e nos mantemos nesse estado constante de luta-fuga-congelamento. Se, após esse período, passarmos por um longo tempo sem estresse crônico e aprendermos a nos sentir seguros e protegidos novamente, o limite diminuirá.

Se, no entanto, o estresse crônico continuar, seja porque ainda estamos na mesma situação ou porque continuamos com hábitos estressantes, continuaremos pressionando nosso corpo, tolerando muito mais do que deveríamos e inundando nosso organismo com cortisol. É como ficar constantemente na água sob estresse, sobrecarregando nosso sistema nervoso e sinalizando para nosso subconsciente de que estamos sob ataque.

Agradar às pessoas é o modo como respondemos à ansiedade sobre algo real ou imaginário, além de ser nossa resposta à tensão e à raiva acumuladas de nossas mágoas e perdas não processadas. Achamos que esses sentimentos morreram ou nos livramos deles, mas ainda estão lá. Alguns sentimentos estão tão enterrados que nos esquecemos de que os enterramos e colocamos ainda mais terra por cima! Agradar às pessoas é como tirar água de um barco furado, porque oferece apenas um alívio temporário.

Não sentir nossos sentimentos, além de atrapalhar nossa inteligência emocional, *também* gera estresse. Evitamos nossos sentimentos para não lidar com o estresse de algo, sem perceber que esse desvencilhamento é um estressor. E a supressão e a repressão de nós mesmos para agradar aos outros significa que ignoramos e desconfiamos do nosso corpo maravilhoso em vez de ouvi-lo. Cedemos para "manter a paz", sem perceber que não há paz dentro de nós. E, porque nos acostumamos tanto a ser assim, pensamos que estamos "bem", sem perceber que perdemos nosso senso de "bem" e de nossos limites há muito tempo.

Por mais que tentemos nos comportar de outra forma, não estamos separados de nosso corpo e de nossa mente. Quando mentimos para nós mesmos, entramos em conflito com nosso corpo. Viver a vida com eus divididos, quando apresentamos um aspecto ao mundo e depois suprimimos e reprimimos o outro, nos impede de dizer a verdade a nossa mente e nosso corpo. E assim experimentamos a desconexão que se manifesta na forma de uma doença emocional, mental, física ou espiritual.

Muitos agradadores se culpam pela procrastinação, vendo isso como mais uma falha em si mesmos. A procrastinação, porém, é como uma válvula de escape que proporciona alívio temporário dos hábitos exaustivos. Estejamos conscientes disso ou não, é preciso estarmos cientes de que, quando isso se manifesta especificamente em nossa vida, trata-se de uma forma de autoproteção. Sim, às vezes fazemos isso porque estamos atrasando ou adiando algo, mas inconscientemente o fazemos como forma de nos distanciarmos de todos os nossos *sins*.

Você não consegue passar todo ou a maior parte do seu tempo fazendo coisas com medo sem sentir o impacto disso em seu bem-estar. Você não foi projetado para ter medo o tempo todo ou para estar sob estresse crônico, não apenas porque isso o impede de decifrar quando realmente tem algo a temer, mas também porque estar quase constantemente no modo luta-fuga-congelamento é ruim para o seu corpo. É por isso que ou você implode — caindo dentro de si mesmo e experimentando uma doença, um colapso ou esgotamento — ou explode — e libera tudo o que estava reprimindo, algo que abordaremos no capítulo final do livro. Seu corpo teve de ir a extremos para brecá-lo ou para fazer você ver o que está carregando.

Embora eu não seja médica, fico fascinada porque muitos dos meus

NO INÍCIO

amigos e leitores que têm formações ou experiências semelhantes igualmente apresentam quadros de acufeno (também conhecido como tinnitus ou zumbido), ansiedade, SCI (síndrome do cólon irritável), ataques de pânico, enxaquecas e doenças misteriosas. Não é por acaso que tive acufeno quando passei por um longo período de esforço no trabalho sem perceber que estava me ferindo e fazendo isso pelos motivos errados, com pouca noção dos meus limites. Foi preciso que eu tivesse um *burnout* depois de correr uma maratona, perder meu pai, fazer 40 anos e passar pela perimenopausa para sair de um sentimento de frustração com meu corpo "fracassado" e chegar a usar o acufeno em meu ouvido como um sinal corporal para me ajudar a reconhecer quando preciso ouvir a mim mesma e dizer *não*.

O corpo não gosta de conflitos e mentiras. Ele precisa que você diga a verdade para que possa ficar bem. Fazer parecer que o que você faz não o incomoda nem o machuca, ou não exige tanto esforço quanto exige, ou que você não tem necessidades, faz com que as pessoas não tenham ideia de que você está se afogando, sentindo-se invisível e gritando para ninguém. O preço é alto quando o que você projeta e demonstra por fora está em desacordo com o que realmente sente por dentro.

Nunca na história da humanidade estivemos tão expostos, não apenas uns aos outros, mas a este nível de ruído (áudio, visual, sensorial, o julgamento de outras pessoas). Estamos levando vidas e repetindo padrões para os quais nosso corpo não foi projetado, por isso descobrimos que as identidades nas quais confiamos geram retornos cada vez menores que nos deixam confusos sobre o que estamos "fazendo de errado" e nossa "falta de valor". Graças à tecnologia, temos uma nova janela para a vida do outro e vários meios para nos comunicarmos, compartilharmos e nos conectarmos. Apesar disso, estamos experimentando níveis sem precedentes de solidão, depressão, automutilação, taxas de suicídio entre adolescentes, crises de saúde mental e esgotamento.

Às vezes, nossa obediência às autoridades significa que confiamos nelas cegamente e vamos contra os nossos instintos, o que pode nos levar a

37

obedecer a um médico em vez de buscar uma segunda opinião, talvez com terríveis consequências.

Hoje, os trabalhadores em todos os lugares praticam o presenteísmo, fingindo serem Bons Funcionários, aparecendo mesmo quando estão doentes ou com outros problemas que na realidade nos deixam menos produtivos. Aparecer no trabalho nessas condições é algo a ser considerado quando se sente que se deveria fazer o contrário — é uma manifestação de agressão passiva, um estilo de comunicação no qual todos nos envolvemos às vezes. Mesmo indispostos ou desinteressados, ficamos até tarde no trabalho; pulamos pausas; dizemos *sim* mesmo quando realmente precisamos, queremos ou devemos dizer *não*; ou desmaiamos no trabalho para marcar os quadradinhos de estar "presente". Gerentes, supervisores e chefes reforçam a cultura do presenteísmo bafejando no nosso pescoço com chantagens emocionais e nos tratando como bebês crescidos em quem não se pode confiar na internet ou para administrar o nosso próprio tempo. É por isso que tantas empresas alegaram que o trabalho flexível ou o *home office* não era possível por causa da pandemia e seus *lockdowns*, pois todas essas mentiras emergiriam em questão de horas.

O *burnout* está aumentando significativamente, em parte porque agora temos uma palavra para algo que os humanos vivenciam há muito tempo, mas também porque as crescentes demandas do trabalho e a dificuldade de separar o trabalho de nossa vida doméstica colocou uma enorme quantidade de estresse e medo sobre nós, sobre desobedecer e se meter em encrenca. A cultura exploratória do trabalho como um todo é o motivo pelo qual 2021 foi o ano da Grande Demissão devido ao fato de os trabalhadores deixarem seus empregos em taxas recordes.[3]

As redes sociais e a internet tornaram muito mais fácil nos compararmos, achar que precisamos ser melhores, fazer e comprar mais, e estamos exaustos tentando cumprir as expectativas.

Muitos de nós reagimos a esses gatilhos, e o preço insuportável da obediência incondicional em nosso sistema nervoso é o motivo pelo qual

NO INÍCIO

nos automedicamos e nos anestesiamos com excesso de trabalho, alimentação exagerada ou insuficiente, abuso de substâncias, endividamento, sexo, apostas e outros comportamentos compulsivos. Quando finalmente alcançamos nossos limites por meio de erupções e conflitos, pode parecer horrível, mas esse colapso do nosso falso eu é necessário se quisermos parar de sentir a dor que fingimos não sentir.

SEU SISTEMA OPERACIONAL ESTÁ DESATUALIZADO

Temos que entender que, independentemente de termos crescido na Era da Obediência, graças à forma como nosso corpo funciona, sempre seríamos socializados e condicionados em padrões que mais tarde, na idade adulta, teríamos de trabalhar para quebrar. Deixe-me explicar.

O seu subconsciente, a parte da sua mente da qual você não tem total consciência, influencia significativamente seus hábitos, seus sentimentos e suas ações. Ele opera em conjunto com seu sistema nervoso complexo, que envia sinais por todo o seu corpo e responde ao seu ambiente.

Pense no subconsciente como um sistema de arquivamento mental que registrou (e ainda está arquivando) todos os eventos de nossa vida e como reagimos a eles. É como as salas de provas e arquivos de casos criminais que vemos nas séries policiais, só que vastas, pois temos bilhões desses arquivos.

Cada arquivo contém detalhes do evento: como aquilo aconteceu, a nossa resposta e a dos outros e informações sensoriais do ambiente. O que envolve todos esses detalhes é a emoção associada a cada um deles. E isso é para cada evento. Embora não nos lembremos da maioria, nosso sistema nervoso se lembra.

Quando você está em uma situação à qual seu subconsciente e seu sistema nervoso interpretam como semelhante a um arquivo ou a vários arquivos, isso desencadeia uma sequência de pensamentos, sentimentos

A ALEGRIA DE DIZER NÃO

e comportamentos que, é claro, puxarão outros arquivos. Mesmo que o evento não seja o mesmo que você experimentou antes, se você se sentir da mesma forma, responderá como se fosse (ações, pensamentos, mais sentimentos), a menos que esteja consciente, atento e presente.

Isso significa que somos treinados para ter medo de certas coisas pelas razões corretas (colocar a mão em uma chapa quente nos queima). No entanto, também significa que, com base em como respondemos cada vez que tivemos de, por exemplo, dizer *não* ou ter limites, podemos ter um medo desproporcional do fracasso ou da dor, mesmo sabendo que dizer *não* e ter limites não são coisas "erradas".

Pelo fato de a vida ter muitos eventos, você inconsciente e conscientemente arquivou eventos semelhantes em lotes usando associações, as conexões que fazemos entre as coisas. Eu digo *sal*, você pode dizer *pimenta*. Talvez você pense em comida ou, no meu caso, comece a cantar a icônica música "Push It", da banda Salt-N-Pepa. Eu menciono *não*, *limites*, *priorizar a si mesmo*, e *algo* ou alguém virá à mente. Um ditado, uma palavra, uma emoção, uma crítica, uma regra, a imagem de alguém, uma memória, uma música, um cheiro, uma sensação física — algo.

As pessoas são criaturas de hábitos. Se tivéssemos de pensar em cada coisa que fazemos, incluindo as funções internas de nosso corpo, explodiríamos. Brincadeira! Mas imediatamente ficaríamos exauridos. Assim, nosso corpo cumpre seu papel e nós construímos muitos hábitos, rotinas de comportamento, pensamentos e sentimentos que automatizam partes significativas dos nossos dias e de nossa vida para que tenhamos espaço para nos concentrar em outras coisas que exijam nossos esforços conscientes.

Porém, quando continuamos respondendo com os mesmos hábitos de raciocínio, sentimentos e ações, independentemente de sua veracidade ou sua relevância, nosso subconsciente e nosso sistema nervoso interpretam isso como a resposta "correta", o que fortalece e reforça o conteúdo daquele arquivo. Portanto, se dissermos que somos "maus" cada vez que experimentamos sentimentos semelhantes aos de quando nossos pais brigaram conosco ou quando não fizemos o que nos foi dito, isso se tornará um cobertor, uma *resposta-padrão* para toda e qualquer situação associada, e os sentimentos se intensificarão, apesar de não refletirem nossa realidade atual e eus reais.

Mas aqui está o problema: seu subconsciente não marca as horas.

Aqui estamos pensando no que é baseado no presente ou mesmo no passado recente. Não! É baseado em nossos primeiros anos de vida, então, no meu caso, nos anos 1980, com cabelos crespos de permanentes (e uma era épica da música). E a armadilha em que todos caímos até obtermos esse conhecimento e usarmos o *não* para nos despertar é supor que nosso corpo é baseado no agora e que devemos ser capazes de seguir o roteiro. Presumimos que nossos sentimentos são fatos e que as histórias que contamos a nós mesmos sobre nossos sentimentos e nossas experiências *também são* fatos, quando na verdade são apenas hábitos e velhos mal-entendidos.

Compreender que nem todas as informações que você mantém em arquivo são "corretas" é crucial para saber quando e como responder aos sentimentos para agradar às pessoas, mas também para se recuperar e poder confiar em você mesmo. É ingênuo achar que uma criança de 5 anos, por exemplo, sinta e perceba tudo "corretamente". Se você pediu para uma criança organizar sua casa ou cuidar dos documentos no seu trabalho, não pode esperar que ela realize a tarefa com perfeição, então por que continuar contando com arquivos que já não são atualizados há algum tempo?

SUA IDENTIDADE NÃO COMBINA COM QUEM VOCÊ REALMENTE É

Muito do que fazemos, em especial quando inconscientemente, por dor ou repetição, é para agradar às pessoas de quem dependemos na infância, tentando corrigir os erros do passado para atender às necessidades não atendidas e nos proteger da rejeição e do abandono que temíamos ou experimentamos quando crianças. Padrões ocorrem quando vivemos sem consciência, e agradamos às pessoas quando estamos no modo automático. Agimos de acordo com uma programação em vez de nossas preferências.

A amígdala, a parte do cérebro que controla o medo, gosta tanto dos padrões que prefere o desconforto familiar ao "perigo" do desconhecido e está sempre pronta para nos proteger. É por isso que, por mais que possamos reclamar das regras, confiamos nelas porque nos dão uma falsa sensação de controle, mesmo que obedecer incondicionalmente signifique nos sentirmos mais culpados e com medo.

A parte do nosso cérebro que armazena os hábitos — os núcleos da base — não diferencia os prejudiciais dos úteis. Ela se apega a todos eles, como meu marido tenta guardar todos os cabos que já teve, mesmo quando não temos mais o aparelho para utilizá-los.

Os hábitos de pensamento e comportamento que padronizamos se tornaram *papéis*, funções que desempenhamos em nossos relacionamentos interpessoais que se tornam nossas máscaras e fantasias cotidianas. Esse "papel" que acreditávamos que devíamos assumir e desempenhar era uma resposta à dinâmica dos ambientes da nossa infância. Acolhemos como nosso trabalho ser e fazer certas coisas, e extraímos nosso valor de nosso(s) papel(éis), usando-os para nos encaixar e nos fazer sentir necessários, com propósito e seguros, mesmo porque são baseados em um raciocínio e hábitos infantis — eles também nos mantêm pequenos.

Parte do papel será imposta a nós verbalmente ("Você é o mais velho, então precisa dar o exemplo!") ou por meio de ações (somos tratados como os terapeutas de nossos pais ou substitutos de cônjuges ou irmãos), e parte disso nós assumimos (*Meu pai me culpa por tudo, então eu tenho que assumir a responsabilidade e ser o problema para que ele fique bem*).

Usamos associações positivas e negativas em nosso "arquivo" para elaborar as "regras" e identificar nossos papéis em nossas famílias, bem como em torno de nossos colegas e autoridades. É algo como *Se eu fizer X*

NO INÍCIO

(minha função e seguir as regras), as pessoas têm de fazer Y (desempenham a sua parte) e então acontece Z (o resultado esperado de mim). E assim repetimos e refinamos isso à medida que avançamos, e essa programação se torna nossa lista de regras de como viver.

Não importa quão desconfortáveis, limitantes ou desalinhados com quem realmente somos, absorvemos papéis em nossa identidade, até porque os assumimos para lidar e sobreviver, e assim eles se encaixam na identidade das pessoas-chave ao nosso redor. É a nossa forma de "ajudar" e de "ser bom" para o bem maior da família. Na verdade, desempenhar papéis é uma codependência; somos excessivamente dependentes dos outros do ponto de vista emocional e não sabemos onde terminamos e eles começam. Em vez de sermos mais quem realmente somos, fazemos o que achamos que agrada às pessoas ao nosso redor e cumpre as nossas tarefas.

E, mesmo adultos e convivendo com pessoas e circunstâncias completamente diferentes, em qualquer situação que ative nosso senso de agradabilidade, ainda desempenhamos o papel como se nada tivesse mudado na tentativa de atender às antigas necessidades negligenciadas e consertar erros do passado.

Nossas associações e os papéis que desempenhamos explicam por que podemos lutar para entender nossos desafios ou confrontar nossa bagagem emocional. O condicionamento social nos ensinou o que constitui uma "boa infância", então descartamos e minimizamos nossas experiências ou temos um grande ponto cego em reconhecer a jornada que percorremos até este trecho. Podemos argumentar "Mas meus pais ainda estão juntos!" ou "Meus pais me amavam", como se isso sugerisse que apenas pessoas de "lares desfeitos" ou infâncias horríveis deveriam, por exemplo, ter baixa autoestima ou padrões doentios de relacionamento. Mas a resposta está no(s) papel(éis) que aprendemos a desempenhar.

Isso não significa que agradar às pessoas corresponde a uma "infância ruim", mas seja "boa" ou "ruim" ainda trazemos uma bagagem emocional e

43

talvez traumas para trabalhar e resolver. Pesquisas mostram que experiências adversas na infância (EAIs ou ACEs, em inglês) impactam significativamente nossa saúde ao longo da vida.[4] Mesmo sem uma experiência na lista de EAIs,[5] suprimir e reprimir nossas emoções — sim, isso é agradar às pessoas — põe em risco nossa saúde e nosso bem-estar.[6]

Nossos mecanismos de enfrentamento e sobrevivência de evitar o *não* com agrados no desempenho de papéis nos ajudaram a passar pela infância, mas não nos ajudarão a prosperar, porque são mal adaptados A velha programação se torna cada vez mais ineficiente, e por isso agradar às pessoas não gera os resultados ou as recompensas como costumava fazer, prejudicando o nosso bem-estar.

É *por isso* que dizer *não*, priorizar a si mesmo, tentar ser assertivo ou fazer as mudanças necessárias na idade adulta pode parecer errado. Está fora da sua zona de conforto, e, como o papel se tornou sua identidade, quebrar o padrão parece desleal, ruim e um ato de desobediência por causa da sua conexão com as pessoas com quem cresceu e o que lhe foi ensinado que fará de você uma pessoa boa, feliz e bem-sucedida. Você também tem medo de não ser necessário e de estar forçando outra pessoa a sair de seu papel, convidando-a a mais alienação e abandono. É como dizer: *Quem sou eu sem agradar às pessoas?* A resposta: você mesmo.

Todos os dias ouço pessoas frustradas consigo mesmas e com a própria vida. Elas se culpam porque acham que deveriam ter sido mais espertas ou mais resilientes ou que há algo de errado com elas e não são boas o suficiente. Mas, desde a última vez que verifiquei, nenhum de nós acordou em nosso aniversário de dezoito anos com um gênio da garrafa ao lado da cama nos dando as boas-vindas à idade adulta, segurando um brilhante manual de instruções sobre como viver a vida. Como poderíamos encontrar alegria em dizer *não* quando o mundo nos ensina que isso é errado?

Portanto, quando nos culpamos pelo que essencialmente significa ter uma bagagem emocional com a qual nunca aprendemos a lidar, não importa

NO INÍCIO

como sentimos os nossos sentimentos, como atendemos às nossas necessidades e como percebemos nossos valores e limites; estamos ignorando que fomos socializados e condicionados a pensar, sentir e agir da maneira como o fazemos. É por isso que a vida adulta é sobre desaprender todas as mensagens improdutivas e prejudiciais que captamos ao longo do caminho para que possamos nos tornar mais quem realmente somos, alinhando-nos com nossas verdadeiras preferências, princípios e prioridades — nossos valores. É também por isso que você continua enfrentando os mesmos problemas e sentimentos: seu subconsciente está sempre tentando entender a programação. Mas, se não atualizarmos o sistema operacional e não assumirmos a responsabilidade por nós mesmos usando o *não* para nos curar com limites mais saudáveis, nosso corpo continuará seguindo seus padrões.

- Existe um "porquê" em tudo o que fazemos — nossas intenções —, e saber por que estamos fazendo algo nos ajuda a viver com uma intenção mais consciente. Quando estamos conscientes de nossas intenções, desfrutamos de resultados mais bem-sucedidos, ao passo que, quando não estamos, nos enganamos e nos sentimos magoados com os resultados. Prestar mais atenção a nós mesmos e ao nosso "porquê" quebra o ciclo de problemas e situações do tipo *Dia da Marmota* (trata-se de um festival que acontece anualmente na cidade de Punxsutawney, no Estado da Pensilvânia, nos Estados Unidos. Esse festival marca a preparação dos norte-americanos para o fim do inverno), atualizando nosso subconsciente e o sistema nervoso para que possamos cuidar melhor de nós mesmos e entender quando estamos realmente inseguros.
- Se obedecer a algo significa que você não pode ser um adulto e atender às suas necessidades de forma saudável ao mesmo tempo, você precisa dizer *não*.
- Como não podemos ver automaticamente quais são os comprimentos e as larguras dos limites de uma pessoa, a única maneira como você

pode definir seus limites é conhecê-los e comunicá-los por meio do que você diz e faz (ou pelo que você opta por não fazer).

- Não há nada de errado em querer fazer coisas pelos outros, mas saiba o seu "porquê". A maneira como você se sente, bem como seus padrões, consequências e resultados, diz algo sobre a integridade do seu *sim*. Você deve aprender a ser responsável com o seu *sim* para que o seu *sim* não tenha de ser acompanhado por reduzir o seu bem-estar no processo.

- Quando você agrada, está respondendo ao passado, não ao presente. Você não é obrigado a dizer *sim* mesmo quando não precisa, quer ou não deve. Esse não é o seu *trabalho*.

- Nosso corpo precisa de informações e orientações conscientes sobre nós mesmos para estabelecer novos caminhos neurais e criar respostas atualizadas. Não podemos continuar carregando a mesma bagagem, crenças, comportamentos e escolhas, esperando um resultado diferente e depois sermos surpreendidos quando acabamos no mesmo lugar... e depois ensaboar, enxaguar, repetir.

Portanto, é hora de descobrir como o seu papel se manifesta, compreendendo o tipo específico de agradador com o qual você mais se assemelha. Quer seja bondoso, esforçado, desvencilhador, salvador ou sofredor, você pode começar a se frear e a se resgatar.

PARTE 2

OS CINCO ESTILOS DE AGRADADORES

A o longo dos anos observando e pesquisando o comportamento humano e a dinâmica dos relacionamentos, fico fascinada ao ver que os mesmos padrões surgem repetidamente, como se houvesse um manual secreto ou uma escola de magia Hogwarts dos agradadores. É tão comum e damos outros nomes e descrições que nem conectamos o fato com o hábito.

Por exemplo, em relacionamentos envolvendo indisponibilidade emocional, o parceiro mais passivo desempenha papéis para fazer com que a pessoa emocionalmente indisponível acabe se transformando do nada para estar emocionalmente disponível, disposta a se doar ou a parar de maltratá-la. Sim, isso também é agradar às pessoas.

Há ainda uma tendência de pessoas que se descrevem como *empatas* capazes de perceber o estado emocional ou mental de outra pessoa, sem perceber que, se o que estão fazendo não tem limites e parece ser uma grande responsabilidade e dever, na realidade o que fazem pode ser descrito como um agradador.

Perfeccionista é outra maneira pela qual as pessoas que se consideram muito trabalhadoras e grandes realizadoras, desculpando-se enquanto se vangloriam humildemente porque acham que se trata de alguma qualidade louvável e apreciada. Mas, quando não se trata tanto de ser detalhista e trabalhar com altos padrões e encobrir seus sentimentos de baixa autoestima, tentando controlar o incontrolável, elas também estão atuando como agradadoras.

Não importa a descrição — que você se ache um redentor ou um superdotado, um grande pensador, um procrastinador, um capacho, super-responsável ou superempático, um "pau pra toda obra", aquele que sempre está em desvantagem, o incompreendido, a Boa Menina, o Cara Legal... todas essas são maneiras diferentes de dizer a mesma coisa. Os agradadores se encaixam em um dos cinco estilos: bondoso, esforçado, desvencilhador, salvador e sofredor. Tudo se resume a sermos bons e parecermos bons para os outros, usar o esforço para alcançar ou provar a nós mesmos, nos desvencilharmos, resgatarmos pessoas por meio da nossa ajuda e sacrifício e lutarmos para provar quão bons somos ou para nos redimir, ganhar aceitação e nos mantermos seguros. Cada estilo usa aquilo de que extrai valor para influenciar e controlar os sentimentos e o comportamento das outras pessoas, tentar obter e evitar as mesmas coisas repetindo padrões e almejar corrigir os erros do passado e curar de velhas mágoas, mas de diferentes ângulos e com diferentes abordagens.

Seu estilo de agradador oferece uma rápida visão sobre as maneiras pelas quais você faz o seguinte:

- Tenta atender às suas necessidades e a seus desejos sem pedir nem ser direto em seu comportamento.
- Tenta atender às necessidades e aos desejos de outras pessoas e influenciar e controlar seus sentimentos e seu comportamento.
- Desempenha papéis que você aprendeu e adotou para se sentir necessário, importante ou digno.
- Responde às expectativas internas (suas) e externas (dos outros), incluindo obrigação, dever e culpa.

OS CINCO ESTILOS DE AGRADADORES

- Ainda carrega dor, medo e culpa de velhas mágoas e perdas que o levam a ser um agradador.

Você pode se identificar com vários estilos, mas um ou dois vão dominar. Embora eu compartilhe exemplos de experiências que podem resultar na adoção de cada estilo e características dos papéis, eles podem se aplicar a outros estilos, então eu peço que leia cada um porque todos são maneiras de agradar às pessoas. Você também reconhecerá seus entes queridos (e os nem tanto) e os papéis que desempenham.

O segredo é reconhecer o que mais o motiva e o impulsiona, porque isso lhe dirá sobre o que você valoriza e também o que teme — e isso se manifesta nos temas e padrões de sua vida. Quando você leva em conta o que desencadeia ansiedade, preocupação ou desvencilhamento e os papéis típicos que tende a desempenhar em seus relacionamentos interpessoais, você enxergará o padrão do que o leva a um desses estilos de agradador.

Identificar o seu estilo não deve simplesmente definir ou rotular você; serve para entender como tenta se encaixar e como sua criação e sua bagagem emocional se manifestam no modo como você suprime e reprime suas necessidades, desejos, expectativas, sentimentos e opiniões para que possa se libertar do padrão.

Por exemplo, digamos que você recorre a satisfazer às pessoas no seu trabalho porque se sente uma merda e faz isso para controlar a percepção dos outros. Se um colega de trabalho lhe disser que sente falta do seu "velho" eu, você não precisa se virar e "voltar" ao que era antes. É claro que eles sentem falta dessa sua versão — especialmente aqueles que se beneficiavam dela —, mas eles sobreviverão. E provavelmente vão encontrar algum outro alvo!

Isso significa que, seja qual for o seu estilo de agradador e com qual frequência você faz isso, ele é motivado por engrenagens ocultas. Você não está fazendo algo que representa seus verdadeiros valores e intenções ou como se sente, mas em razão do que está tentando obter ou evitar.

49

A ALEGRIA DE DIZER NÃO

> *Lembre-se de que o que torna algo agradável às pessoas
> é o "porquê" por trás disso e como você se sente,
> não como você acha que aquilo se parece, suas boas
> intenções ou como os outros percebem a situação.*

3

BONDOSO

Quando Victoria, uma executiva sênior de trinta e poucos anos de uma das maiores empresas do mundo, ouviu seus colegas fofocando e reclamando sobre a gestão em uma conferência interna, ela os denunciou por não se comportarem de uma maneira que sustentasse os padrões da empresa. O que aconteceu a seguir a deixou profundamente perturbada e confusa: a gerência repreendeu seus colegas e, quando esses colegas descobriram que ela era a informante, se distanciaram e só voltavam a se envolver com ela quando absolutamente necessário.

Por um certo tempo, os dias pareciam torturantes, e isso aconteceu nos anos 2000, quando trabalhar em casa não era uma norma para a qual ela poderia escapar. Para aumentar sua dor, tornou-se de conhecimento geral que ela os havia "dedurado", e agora sua confiabilidade estava na berlinda — ela não se parecia mais com um membro de equipe como pensava ser antes. O comportamento de seus colegas parecia grosseiramente injusto, especialmente considerando que ela tentara "fazer a coisa certa" e ser uma "boa funcionária" — por isso ela não conseguia entender como acabara sendo a vilã.

Porém, o que Victoria não percebeu foi que, além de querer parecer boa, ela sinalizou isso para a gerência, o que jogou seus colegas ribanceira abaixo. Ela também queria sair com as mãos limpas e manter seu anonimato para que pudesse continuar parecendo e se sentindo bem consigo mesma enquanto desfrutava dos benefícios de um relacionamento mais próximo com seus superiores. O episódio não apenas saiu pela culatra, mas também a impediu de reconhecer sua própria falta de autenticidade, seus motivos duvidosos e sua falta de empatia pelos colegas de trabalho.

> **Bondade é o estilo de gestão de aparência — e da reputação — de agradar às pessoas que se concentra em tentar influenciar e controlar os sentimentos e o comportamento de outras pessoas, atuando como uma boa pessoa para criar valor próprio e conquistar o direito de atender a suas necessidades e seus desejos.**

Embora possa abranger aspectos de outros estilos (e vice-versa), o principal impulsionador e motivador para a bondade é a necessidade de agradar e de ser *considerado* bondoso *para se sentir* seguro e valioso. É mais sobre percepção do que sobre suas ações.

Muitos agradadores que provavelmente se identificariam com o estilo bondoso de agradar às pessoas podem se enquadrar em algumas das seguintes funções:

A Boa Menina / Rapaz / Outros	O Filho / Filha Obediente
Segundo Melhor / O Negligenciado	A Bonita / Popular
O Bem-Sucedido / Importante	Aquele que tem de estar feliz o tempo todo
O Pacificador / Diplomata	Aquele que sempre recua

AS ORIGENS DOS BONDOSOS

Um Bondoso normalmente cresceu em um ambiente no qual os adultos modelavam a bondade, mesmo que não a enfatizassem necessariamente, ou onde manter as aparências de ser bom era a prioridade, ou onde ser bom era uma autoproteção contra maus-tratos de outros.

Alguns chegaram a esse papel porque receberam reforço positivo por serem quietos, educados, bonzinhos, não serem egoístas, fazerem questão de agradar, não serem como os outros que não se comportam bem, aceitarem as coisas, tirarem boas notas, serem populares ou altamente considerados. Isso criou nervosismo em desapontar qualquer um que parecesse muito interessado em que eles fossem assim.

Quando, por exemplo, seus pais sugerem as universidades para as quais deve se inscrever e visitar, os cursos que deve fazer, a carreira que acham mais adequada, com quem deve namorar ou casar, e assim por diante, o Bondoso *não* sente como se pudesse expressar desacordo. Ou, quando pensa em fazer qualquer coisa que se desvie de sua identidade estabelecida, fica ansioso, autocrítico e indeciso, convencendo-se de que está cometendo um erro terrível. Então, ele se limita à bondade.

Existem também algumas Boas Meninas e alguns Bons Rapazes por aí cuja aparência, talentos ou família os protegem de alguns dos aspectos desagradáveis da vida. As pessoas diziam ver o melhor deles sem provas e às vezes exageravam ou inventavam abertamente suas características ou habilidades. Mas elas talvez também tenham decidido que precisavam de menos ou que eram mais resilientes ou fortes, e, portanto, essas Boas Meninas e esses Bons Rapazes podem não ter percebido que poderiam revelar dificuldades ou qualquer coisa que desafiasse o *status quo*. Enquanto alguns argumentam que é ótimo para as pessoas pensarem bem de você sem realmente ter de fazer nada, quando essa percepção se confunde com o valor próprio de alguém e os impede de serem realmente vistos e ouvidos, isso se torna uma pressão interna para suprimir seu eu pleno e se confunde com os estereótipos, as projeções e as suposições das pessoas.

Outros Bondosos chegaram a desempenhar esse papel como uma resposta a serem apoiados e educados inadequadamente, ou porque eles internalizaram a crença de que havia algo inerentemente não bom o suficiente sobre eles que eles tinham de compensar ou apagar com sua bondade. Em alguns casos, as pessoas supunham o pior sobre eles ou tinham baixas expectativas com base em estereótipos, projeções ou comparações injustas — como presumir que não seriam nada em razão de raça, peso, habilidade ou localização —, e subconscientemente toda a sua vida se restringe a tentar refutar essas suposições. Como os Bondosos estão essencialmente tentando consertar um problema que não têm (sensação de indignidade ou culpa pelos sentimentos e comportamentos de outras pessoas) com uma solução de que não precisam (sua própria bondade), isso reforça a crença de que nunca serão bons o bastante.

Mesmo que as pessoas não tenham necessariamente dito que o Bondoso precise obedecer, porque nunca realmente se envolveram em um pensamento crítico sobre suas próprias necessidades, desejos e expectativas, elas experimentam o que pode se tornar uma ansiedade avassaladora por não apenas não fazer o que os outros querem mas também por acompanharem as expectativas das pessoas e parecerem estar felizes com isso.

Também é seguro dizer que, graças à Era da Obediência, alguns Bondosos aprenderam o hábito porque é o que foi modelado ou expressamente enfatizado, independentemente do que os adultos fizessem. Assim, se vinham de uma casa onde todos sinalizavam sua bondade ou viviam falando sobre "bons valores", eles se sentiam na obrigação de se enquadrar para não prejudicar a reputação dos adultos. Isso pode ser devido à religião ("Esta é uma boa família X, e nós não fazemos Y") ou aos adultos que se orgulham de ser um certo tipo de pessoa ou família ("Você é um Lue, e isso significa algo. Não se esqueça disso").

BONDOSO

Mesmo se os adultos não estivessem planejando nada de bom, queriam manter as aparências fora de casa, queriam que seus filhos compensassem suas "más" ações passadas ou impedir que seguissem seus passos, era fundamental garantir que fossem obedientes e respeitados em sua versão de bondade. É por isso que ouvimos muito: "Ninguém sabe o que realmente acontece a portas fechadas", pois as aparências de fato enganam. É também por isso que pais e responsáveis podem ter se concentrado na castidade, limitado a vida social da criança, microgerenciado sua agenda lotando-a com atividades voltadas para realizações ou impedindo-a de ter amigos.

Tentar controlar a bondade de uma criança para manter ou reforçar a reputação do adulto ou corrigir algo sobre si mesmo cria um relacionamento confuso no qual a criança é tratada como uma extensão do adulto. Quando a criança cumpre e corresponde às expectativas, o adulto e a criança são "bons", mas, quando a criança não o faz ou o adulto não fica feliz com o resultado ou no controle do universo, apesar de seus esforços extenuantes para controlar a criança, esta é repentinamente culpada por ferir o ego do adulto.

Famílias ou grupos que se orgulham por sua bondade geralmente se retraem quando alguém se desvia ou revela abuso ou outra coisa ruim quanto a um de seus membros. Portanto, parte do que se pode ensinar a uma pessoa sobre ser Bondosa (ou deixá-la com medo de diminuir o prazer das pessoas) é um código de silêncio, segredos e vergonha.

Qualquer que seja o motivo de um agradador ter adotado o estilo Bondoso de agradar, isso se resume à sua eficácia em limitar ou eliminar consequências negativas na infância, como críticas, punição física, ser segregado, ou envergonhado, ou escrutinado. Ele se mostrou eficaz em agradar a um pai ou responsável expectante, indutor de culpa ou ditatorial que enfatizava a importância de ser bom ou de manter as aparências ou esperava que a criança o fizesse feliz. Em alguns casos, isso também se mostrou eficaz em *se distanciar* e *diferenciar* a criança desse mesmo pai.

Frequentemente, as mesmas pessoas que o pressionam a ser bom não são necessariamente as que mais se comportam bem.

Embora possam ter tido o que consideram uma "boa infância" — e isso é muito subjetivo, como expliquei no capítulo 2 —, algo nas primeiras experiências de um Bondoso comunicou que ser bom, obediente, complacente, seguir regras e cumprir deveres era intrínseco para ganhar atenção, afeto, aprovação, amor e validação. A lição era que ser bom era seu principal trabalho na vida e não apenas o tornaria digno e bem-sucedido, mas também ajudaria sua família de alguma forma. Em última análise, ensinou-lhe que a aparência das coisas é mais importante do que as coisas em si e que seu valor e sua segurança residem em agradar às pessoas que decidem se ele é bom e digno. Bondosos adotaram essa mensagem da infância como suas expectativas e narrativas.

Isso significa que, embora no fundo um Bondoso se preocupe e anseie por proximidade, conexão, honestidade e lealdade, em vez de ser "bom" de um lugar de autêntica assistência e deixar isso falar por si só, ele esconde seu eu autêntico e atua como boa pessoa no sentido do que o contexto exige. Ele fará o que lhe for dito, seguirá as regras ou manterá a fachada para mostrar como ele é bom, mesmo que se sinta e saiba ser diferente por dentro. Às vezes, ele chega a investir mais em criar a aparência de ser bom e reivindicar suas boas intenções do que realmente praticar isso em suas ações.

Como os Bondosos encobrem a raiva, o controle e as motivações ocultas sendo bons e gentis, quando experimentam conflito, crítica, desapontamento, rejeição e perda — coisas inevitáveis da vida —, eles interpretam a presença desses elementos como uma desaprovação. Portanto, não se trata simplesmente de uma diferença de opinião ou que alguém disse *não* ou que sejam incompatíveis. Isso sempre se torna uma expressão de desaprovação sobre quanto são bons, dignos ou merecedores. Embora os Bondosos sejam complacentes por fora, geralmente estão fervendo ou sofrendo silenciosamente por dentro.

BONDOSO

Eles usam a agradabilidade para gerar créditos e impedir que as pessoas os culpem pelos problemas, os decepcionem ou os estressem. Se e quando o Bondoso decidir expressar raiva, frustração ou até mesmo necessidades, desejos e expectativas reprimidas, ele espera que sua bondade seja levada em consideração e que a pessoa altere seu comportamento de acordo. O que não acontece.

Bondosos odeiam não serem apreciados ou qualquer sugestão de desaprovação, real ou imaginária. Algo parece errado, especialmente se não se sentem seguros (e eles raramente se sentem), e acreditam que preencheram todos os quadradinhos para alguém que admiram ou cuja aprovação desejam.

Eles sentem dificuldade quando se trata de alguém de quem não gostam, mesmo que não admitam. Nesse caso, é algo que lhes parece particularmente ofensivo e errado, até porque, quando os Bondosos não gostam de alguém, tende a ser porque esse alguém não se comporta como Bondoso ou está sendo recompensado de maneiras que parecem imerecidas. Enquanto fingem se dar bem com pessoas com as quais se sentem desconfortáveis ou não gostam, os Bondosos não enxergam por que os outros não podem fazer o mesmo. Dado que gastam muito de seus recursos evitando limites e não defendendo certas coisas, é provável que pareça indigno quando outras pessoas o fazem.

Quando alguém parece não entender nem se importar com seus modos bondosos, ou expressa desaprovação, ou quando o Bondoso enfrenta desafios apesar de quão "bonzinho" ele tem sido, isso o deixa em parafuso e desencadeia confusão, mágoa, indignação, ressentimento e, às vezes, raiva genuína.

E assim os Bondosos, como todos os agradadores, sentem profundamente as inevitabilidades da vida porque elas vão contra tudo o que disseram a si mesmos sobre como deveriam se comportar. Esses desafios, que os levam a ter limites mais saudáveis e curar as feridas abertas por essa bondade, transformam-se em críticas e ataques à crença no conto de fadas da bondade. Sua confiança e o que eles farão ou não farão dependem de acreditarem que são uma Boa Pessoa quase irrepreensível e que vivem em uma meritocracia que sempre recompensa a bondade, incluindo boas intenções e fazendo-se parecer melhor do que os "não tão bons". É claro que o mundo não funciona assim.

VOCÊ SABE QUE O SEU ESTILO É BONDOSO QUANDO...

- O principal motivador das suas ações, pensamentos e escolhas é ser percebido positivamente a todo custo.
- Você não diz *não* pois teme que isso o fará parecer algo ruim (por exemplo, ingrato, difícil, mau, desobediente), ou porque você é uma coisa "boa" (por exemplo, um bom cristão, uma boa pessoa), ou porque você acha que dizer *não* e estabelecer limites machuca, incomoda ou envergonha as pessoas.
- Você tem dificuldade em aceitar que alguém não gosta de você ou que você não tem um bom relacionamento com essa pessoa, apesar de se esforçar em ser bom e legal.
- Você fará algo que não deve (ou não quer) para fazer a outra pessoa se sentir bem ou para não tornar a situação incômoda.
- Quando a vida não segue no caminho que você deseja ou quando as pessoas o irritam, rejeitam, desapontam ou falham em reconhecê-lo e validá-lo, você responde se perguntando por que isso aconteceu com uma boa pessoa como você, pensando em como você estava apenas tentando fazer a coisa certa, ou acredita que não fez nada para justificar sentimentos, ações e escolhas indesejáveis de alguém.
- Você diz às pessoas o que acha que elas querem ouvir e, às vezes, o que você quer que elas ouçam para ser agradável, parecer semelhante a elas ou fazer com que ambos se sintam bem naquele momento — o que às vezes significa dar um passo atrás ou concordar com alguma coisa.

BONDOSO

- Você tem um forte senso de obrigação e culpa e seguirá regras e padrões e obedecerá mesmo quando não parecer certo ou quando for desnecessário, tiver suas habilidades esgotadas ou quando não corresponder aos seus valores.
- Em algum grau, você acha que deve ou vai conseguir o que precisa, deseja ou espera se você tem sido ou é uma boa pessoa (ou se acha melhor do que alguém que acredita não ser tão bom).

Na posição de Bondoso, há uma possibilidade distinta de que, ao contrário de alguns dos outros tipos de agradadores, você já esteja ciente de que está agradando às pessoas porque se preocupa, possivelmente demais, em agradar e se desagradar, bem como quem e o que é certo ou errado. Mesmo que não admita ou tenha pouca consciência disso, você realmente se importa com o que os outros pensam. Você tenta cultivar a imagem certa que sinaliza que é bom na tentativa de controlar a percepção das pessoas sobre você, para que elas o recompensem em vez de feri-lo ou desaprová-lo.

Uma combinação da busca de um senso de identidade por meio do que os outros pensam e de fortalecimento e proteção próprias, medindo e julgando sua própria bondade (e a das outras pessoas). Ser Bondoso depende fortemente de *deveres* e regras que orientam o pensamento, o comportamento e as escolhas. Também prioriza a boa aparência ou ser bom acima de tudo, mesmo quando isso leva a dor, problemas e à perda de si mesmo.

Quando se digladia interiormente ou não diz *não*, é porque tem medo de que fazer isso e não continuar com sua versão bondosa fará com que os outros (ou você) pareçam malvados ou que algo terrível aconteça. Será como se você dissesse "Candyman" no espelho cinco vezes, como no filme de terror, e agora você está olhando por cima do próprio ombro esperando ser eviscerado.

Em vez de ser bom como parte de seus valores e de seu eu autêntico, você se mascara com uma *persona* de ser bom. Isso assume a forma de ser um Bondoso que se apega rigidamente à mesma versão de ser bom, quase

59

como pintar seguindo um guia numérico ou ser um camaleão que muda de cor conforme o que você acha que a situação ou a pessoa exige.

Você pode já ter um longo histórico de ser não apenas bom, mas também de ser recompensado por isso e tentar manter ou melhorar essa conduta. Ou talvez tenha passado a maior parte ou toda a sua vida tentando ser bom, mas o nível desejado de reconhecimento, *status* e poder até agora o iludiu. De qualquer forma, é o que você está fazendo e quão virtuoso ou positivo se percebe que aparentemente lhe dará a validação e a recompensa que você antecipa e deseja.

É a necessidade de que sua "bondade" seja vista enquanto, ao mesmo tempo, você se esconde atrás de papéis que formam a espinha dorsal dos seus problemas. Muitas vezes, você está mais preocupado em criar a *impressão* de que as coisas estão bem do que como as coisas *realmente* estão. A Bondade pega o que podem ser tecnicamente boas intenções e ações e não apenas as transforma em agrados por causa de uma agenda subjacente e dos sentimentos de agradador, mas às vezes resulta em você ser inadvertidamente falso, explorando-se ou colocando-se em perigo, ou ultrapassando os limites de outras pessoas.

Foi isso que vimos com Victoria, porque na verdade a gerência só soube sobre a discussão de seus colegas porque ela a mencionou. E ela não precisava ter feito isso, mas a situação ativou seu senso de bondade, e foi como se ela cavasse a própria sepultura. Ela queria que a gerência a visse como boa e que eles soubessem que ela não era um dos Outros. Ela justificou suas ações para si mesma porque se encaixava nas *personas* da Boa Menina e da Boa Empregada. O que ela não havia considerado era como isso se encaixaria em sua própria integridade e como as consequências inesperadas de suas ações seriam sentidas.

O que quer que ser "bom" signifique para você, o que realmente está dirigindo seu pensamento, seu comportamento e suas escolhas é uma ansiedade subjacente sobre errar e não ser mais percebido como bom, um desejo de provar de uma vez por todas que você é bom o suficiente, ou um temor de que as pessoas o confundam com Um dos Maus. Então você se esforça para ser a pessoa bem-comportada, alguém ensinado a ser ou que acha que merece aprovação e se apega a opiniões, comportamentos, pessoas, empregos, interesses e estilos de vida que são uma abreviação de *sou uma boa pessoa e não quero atrair desaprovação e outras consequências negativas*. Isso pode significar ser dissimulado, camaleônico ou odiar a si mesmo.

Muitos Bondosos não entendem por que seus relacionamentos fracassaram se eles "foram bons" e fizeram tudo o que achavam que a outra pessoa precisava e queria, que não fizeram nada de "errado". Eles acham que ser bom significa dar conforto e ser condescendente, sempre se ajustando às necessidades e aos desejos dos outros. Essa despriorização e rejeição automáticas, no entanto, é como eles acabam se sentindo negligenciados, oprimidos, exaustos e ressentidos. Não percebem que não estão sendo eles mesmos e que isso é um problema para um parceiro que deseja um relacionamento íntimo com alguém, não com uma pessoa que só diz *sim*. Outros diminuem o tom para evitar ser a Mulher Negra Furiosa ou o Gay Gay Demais, por exemplo, ou diminuem sua luz para não ofuscar e alienar alguém que amam.

Embora a bondade pareça boa, você está colocando uma bolha de isolamento ao seu redor que o impede de sentir demais. Ser e fazer coisas para sinalizar que você é uma boa pessoa pode fazê-lo sentir-se bem temporariamente, mas não o fará se sentir bem consigo mesmo, porque há um medo de não viver de acordo com a personalidade da bondade ao honrar seus limites. Também é impossível gastar suas capacidades tentando evitar ser ruim ou compensar a chamada maldade sem ter uma relação complicada com a vergonha.

Claro, você pode elogiar a si mesmo e se orgulhar de seu senso de bondade ou do quanto acha que agrada aos outros, mas, como qualquer estilo de agradador, o bem o entorpece, de modo que você não precisa ficar muito atento às suas próprias necessidades reais, desejos, expectativas, sentimentos e opiniões, ou ao verdadeiro impacto de toda essa bondade.

TEMAS COMUNS

- Pensar que mentir é bom se isso faz com que os outros se sintam bem ou se encaixa na imagem de que você é uma boa pessoa.
- Às vezes, fazer coisas conforme as normas para que possa se assegurar de que é bom e bem-sucedido, ou para se livrar da culpa.
- Supor que as pessoas em determinadas profissões, ou que professam ser religiosas, ou que têm interesses nobres são "boas" e compartilham valores e intenções semelhantes aos seus; sendo inadvertidamente superficial e atraído por *status*, popularidade e aparência.
- Escolher seu caminho acadêmico, carreira, relacionamento, área de atuação ou parceiro amoroso com base no que agradaria aos membros da sua família ou no que é considerado socialmente aceitável ou de alto *status*.
- Comparar-se com os outros e ter medo de errar quando há regras ou padrões estabelecidos, mesmo irrealistas ou desnecessários.
- Ser mal interpretado como indiferente ou superior, por exemplo, porque você se orgulha de não se envolver em fofocas ou comportamento de trabalho ou falar fora de hora.
- Ter dificuldade para cuidar da própria vida, especialmente quando isso ativa seu lado mais moralista.
- Ter ideias e regras fixas sobre o que você e os outros devem fazer dentro de um relacionamento para que ele seja considerado "bom" e sentir-se frustrado e negligenciado quando as pessoas não vivem de acordo com a imagem que você construiu em sua mente.
- Ter um passado rebelde que agora tenta compensar vivendo uma vida "boa" ou continuando a levar uma vida dupla.
- Basear decisões, grandes e pequenas, no que parecerá bom aos olhos dos outros e em como você acha que elas serão julgadas, então você pode achar complicado ousar fazer algo muito diferente do que as pessoas esperam de você.

FORTALEZAS *E* DESAFIOS

- Seguir regras e atender às expectativas internas e externas sem questionar, especialmente se for enquadrado como algo a ver com ser bom ou o que é esperado, o que pode torná-lo superconfiável e dedicado... ao ponto de exaustão.
- Colocar um alto valor em ser gentil, generoso, atencioso, consciencioso e assim por diante, o que significa que você pode ser muito simpático e confiável e que realmente olhar para si mesmo pode parecer uma ameaça e gerar ansiedade.
- Ser muito atento e sintonizado com as necessidades dos outros, talvez altamente sensível e empático, mas isso também pode torná-lo um camaleão ao se ajustar ao que intui ou sabe, e pode se perder e ser inadvertidamente falso.

COISAS A CONSIDERAR

- Impor seus padrões de bondade aos entes queridos e assim tentar forçá-los a fazer coisas ou a se sentir ofendidos quando eles não dão tapinhas nas suas costas por seus modos bondosos.
- Acuar-se em um canto usando sua identidade como justificativa do porquê você não pode dizer *não* ou ter limites definidos e, em seguida, martirizar-se. Por exemplo: *Eu sou um bom cristão, então não posso dizer ao membro invasivo e inapropriado da minha igreja que não estou interessado em sair com ele e parar de me assediar.*
- Manter um placar e estar tão preocupado com o bom trabalho que você acha que está fazendo ou como acha que se sai quando não faz perguntas e não presta atenção ao que está acontecendo na vida dos entes queridos ou valoriza suas contribuições.

A ALEGRIA DE DIZER NÃO

- Não abordar questões de limites com outras pessoas porque você não quer parecer uma pessoa má ou porque está tentando mostrar a eles a boa pessoa que você é, apenas para que essa pessoa viole seus limites ou se torne obsessiva ou violenta em relação a você e seus entes queridos.

A ALEGRIA DE DIZER *NÃO*: MUDANÇA RÁPIDA

- Quando você se encontra em situações delicadas, é porque se alinhou com a identidade da bondade, não com quem você é. Você faz isso porque é quem você é ou porque está tentando fazer as pessoas pensarem em você de uma maneira específica?
- Pergunte a si mesmo: *Quais consequências estou abrindo para lidar e evitar dizer não para ter uma imagem?* Por exemplo, comer alimentos aos quais você é alérgico ou que não refletem sua dieta para evitar desapontar seus pais. As consequências refletem o tipo de relacionamento que você deseja ter com eles?
- Observe quando você rumina sobre alguém que não reconhece sua bondade e como isso influencia suas ações e suas escolhas subsequentes — por exemplo, atuar no modo de agradador exagerado.

4

ESFORÇADO

Angeline queria parar de conhecer pessoas novas e ter um relacionamento duradouro, mas estava na casa dos quarenta lutando contra um ciclo de decepção que acionava seus botões de ansiedade. Ela conhecia alguém através de um aplicativo de encontros; gostava deles até o terceiro encontro, embora também percebesse "pequenas bandeiras vermelhas" que evitava questionar. Angeline achava que estava progredindo porque eles "se davam tão bem" ou pelo menos não disseram abertamente que não estavam sentindo isso. E então supunha, ou eles afirmavam, quando ela finalmente perguntava ou expressava sua ansiedade sobre seus modos evasivos ou obscuros, que não estavam procurando um namoro sério.

Em vez de se afastar quando ficava evidente que eles não estavam na mesma página ou que o relacionamento desencadeava hábitos movidos pela ansiedade que desvirtuavam sua autoestima, ela dobrava a aposta e se sentia mais soberana, pois não queria que aquilo acabasse. Ela se pergunta o que fez para afastá-los quando eles disseram que estavam abertos a um relacionamento.

Pessoalmente, ela vestia a máscara de Miss Simpatia e se entregava ainda mais para demonstrar por que eles deveriam escolhê-la. Particularmente, parava de dormir e de comer e entrava em uma espiral de trabalho enquanto lutava contra os pensamentos sobre o que não havia conseguido, e por que, se eles podiam encontrar tempo para comer ou continuar nas mídias sociais, eles não conseguiam se tocar ou passar tempo juntos. Quanto mais tentava, mais ela se sentia no direito de questionar essa situação, enfatizar suas preocupações ou necessidades e então recuar quando elas não se cumpriam como ela desejava, resultando em mais esforço e mais distanciamento. Angeline não percebeu que suas expectativas eram baseadas em seus esforços, e não na realidade ou no respeito próprio.

> Esforçados são agradadores que usam o esforço,
> a realização e o perfeccionismo para criar
> autoestima e ganhar aceitação e segurança.

Para um Esforçado, o principal vetor e motivação para seus atos de agrado é a necessidade de ser notado fazendo um esforço e, conscientemente ou não, parecer perfeito. Eles obtêm valor e segurança de seus esforços e reconhecimento de suas conquistas e realizações.

Agradadores que se identificam com o perfeccionismo, com expectativas irreais e autocríticas, ou que estão exaustos ou quase constantemente em ação, provavelmente se reconhecerão entre os esforçados e nas seguintes funções:

O Super-realizador / Bem-Sucedido	O Aluno Nota 10
O Super-responsável	O Solucionador de Problemas
O Forte / Sem Necessidades	O Bom Imigrante / Minorias
O Esquecido / O Segundo Melhor	O Favorito / A Criança de Ouro

ESFORÇADO

AS ORIGENS DOS ESFORÇADOS

Esforçados frequentemente são os filhos mais velhos, únicos, ignorados, mal reconhecidos ou os filhos mais responsáveis. Alguns Esforçados vêm de famílias direcionadas ao esforço que podem tê-los incumbido de hastear a bandeira da família ou de imitar membros da família ou pares já bem-sucedidos, realizados ou que trabalhavam duro. Para outros, pode ser que as pessoas ao seu redor não estivessem se esforçando e até mesmo os desencorajando de se esforçarem demais ou de serem muito ambiciosos.

Alguns chegaram a esse papel porque receberam reforço positivo por seu claro esforço, conquistas e realizações e, assim, aprenderam a derivar seu valor do desempenho de acordo com um padrão, o que criou seu medo de decepcionar e falhar. Pode ser que tenham aprendido a seguir regras, obedecer e atender a expectativas, e que nunca tenham aprendido seus limites de como executar e entregar.

Talvez eles fossem talentosos ou dotados de algum dom, ou sempre tirassem boas notas ou raramente, ou nunca, se metessem em problemas. Se os pais pareciam realmente confiantes ou orgulhosos do que faziam bem, presumiam que era isso que os tornava dignos de amor, tornando difícil parar quando perdiam o interesse ou quando queriam desacelerar.

Frequentemente, os Esforçados percebem que sozinhos não seriam suficientes, especialmente se alguém já conquistou esse perímetro. Então, se todos enfatizavam e afirmavam, por exemplo, a beleza de um membro da família ou suas necessidades adicionais, o esforço era sua forma de se diferenciar.

Outros chegaram ao seu papel tentando provar a si mesmos e exercer um nível maior de controle sobre si e seu entorno. Muitas vezes foram criados por alguém emocionalmente imaturo, ditatorial, hipercrítico, impossível de agradar ou narcisista que pode ter projetado um nível exagerado de intelecto ou talento, ou com sonhos e ambições não realizados, ou simplesmente achavam que era obrigação da criança viver de acordo com suas expectativas.

67

A ALEGRIA DE DIZER NÃO

Para alguns Esforçados, falhas e folgas não são permitidas, independentemente da adequação das expectativas ou de sua capacidade. Os adultos talvez se irritassem quando respondiam incorretamente, erravam no dever de casa ou traziam para casa um boletim escolar menos que satisfatório. Pode ter havido ameaça iminente de desaprovação severa, punição física, medidas disciplinares, tratamento silencioso, exclusão ou mesmo abandono. Atender aos padrões pode ter parecido sobrevivência, bem como sua futura saída desse ambiente.

Em alguns casos, embora não tenha sido dito especificamente que o fracasso não era uma opção, as crises emocionais ou a hostilidade do(s) adulto(s) quando o Esforçado não atendia às expectativas o fizeram querer se proteger de suas reações. Esses relacionamentos confusos significavam que eles não tinham uma identidade separada e portanto, quando tinham um bom desempenho, os pais ficavam felizes e agiam como se isso fosse o resultado de seus esforços. E, quando não o faziam, o pai se sentia atacado e reagia mal.

Para alguns, nada nunca parecia suficiente. Tirou 9 em uma prova? "Por que você não conseguiu 10?" ou "Você colou?" Ou a resposta era silêncio ou indiferença. Só se ouvia silêncio quando o Esforçado voltava do colégio interno. Mesmo quando elogiado, ainda havia alguma nuance ("Isso é ótimo, mas vamos ver se você consegue continuar assim") ou receber crédito ("Viu só o resultado de eu ser duro com você?"). Qualquer satisfação era temporária, e ele voltava para a roda do hamster esforçado.

Mesmo que a crítica não fosse sobre o desempenho em algo, os comentários eram sobre, por exemplo, sua atratividade, sua personalidade e seu caráter; xingamentos; ser comparado a outros; receber pouco *feedback* positivo devido ao silêncio, à indiferença ou não receber assistência; ou estar à mercê de humores, caprichos e imposição de um adulto os ensinou a saltar sobre os obstáculos. O Esforçado controlava a crítica e, ao passo que aprendia a não gostar ou se julgar por internalizar essa narrativa, passou a exigir muito de si mesmo, pois tem pouca noção de seus verdadeiros limites.

ESFORÇADO

Embora possa nem passar por sua cabeça, o Esforçado é competitivo e só se sente à vontade com seus esforços até o grau de consciência que tem sobre o das outras pessoas. Isso pode se originar por ser comparado, por exemplo, aos seus irmãos, colegas ou até mesmo aos seus pais, ouvir outros sendo elogiados ou lhe dizerem para ser o melhor ou para sempre dar e fazer o seu melhor. Ele aprendeu a se comparar com os outros e a se obrigar a continuar ou se superar.

Mesmo que os adultos não digam necessariamente "Você tem que trabalhar até cair para ser bem-sucedido", ou "A preguiça é ruim", ou mesmo "Só vou amar ou aprovar você se sempre atender às minhas expectativas", é o modo como eles se comportam no contexto do esforço que define o tom desse "esforçamento".

Na verdade, o esforço exagerado pode fazer parte de uma identidade cultural que informa como as famílias funcionam dentro de si mesmas e criam seus filhos. É como uma forma de boa cidadania. Os pais consideram ser seu dever obrigar os filhos a se destacarem ou terem um *status* elevado ou empregos e vidas socialmente aceitáveis.

Esforçar-se, no entanto, também pode ser uma resposta, um efeito colateral da experiência imigrante, marginalizada e carente. A ética no trabalho e o esforço eram meios de angariar *status*, mas também de isolar ou limitar a discriminação e o escrutínio. Isso atenuava o desconforto de outras pessoas e supercompensava algo problemático sobre elas, para que pudessem atender às suas necessidades e se sentirem dignas. Eles também internalizaram fobias e discriminações da sociedade e se armaram contra si mesmos. Ao tentarem se livrar da inferioridade e refutar sua preguiça ou sobrecarga, eles estavam prontos para serem explorados à exaustão, e é por isso que podem acabar sendo, por exemplo, a Minoria Modelo, o Gay Não Muito Gay ou o Supertrabalhador ou mascarar sua neurodivergência ou sua deficiência.

Esforçados internalizaram a crença de que o valor de uma pessoa está em sua produtividade, o que, aliás, dificulta seu descanso e, mesmo quando o fazem, tendem a se sentir culpados, agitados ou como se tivessem de compensar as folgas trabalhando ainda mais. Eles também internalizaram uma crença subjacente de que o esforço é um sinal de bondade e que as coisas devem seguir seu caminho se eles fizerem o esforço ou derem seu máximo, alimentando um ciclo de expectativas irrealistas de perfeccionismo e também os tornando mais propensos ao esgotamento.

Como todos os agradadores, os Esforçados também deduziram que seu esforço limitava as consequências negativas, especialmente se viam irmãos ou colegas sendo punidos por seu baixo desempenho. Os esforços de um superdotado podem significar que, mesmo quando comete travessuras ou tem alguma debilidade física ou mental, isso é ignorado por colegas e autoridades em razão de sua capacidade de atingir um alto padrão. Um Esforçado talvez concluísse que seus hábitos se mostraram eficazes em tornar a punição menos severa ou em manter as pessoas a uma distância mais confortável.

Embora os Esforçados se preocupem e desejem intimidade, conexão, honestidade e se sintam genuinamente bem consigo mesmos, eles se escondem por trás do desempenho de ser o tipo de pessoa que está fazendo o maior esforço possível, então, em vez de operar de acordo com seus valores, eles agem a partir de um lugar de insegurança e acabam desalinhados com suas necessidades.

Como os Esforçados vinculam tudo ao esforço, eles interpretam os fatos inevitáveis da vida como se não tivessem feito o suficiente ou como se as pessoas falhassem em apreciar e recompensar seus esforços. Em sua mente, seus esforços devem isolá-los contra resultados indesejáveis. Visto que fizeram o que consideram esforços tangíveis que outros usam e se beneficiam, em vez de, por exemplo, focar em fazer as coisas parecerem boas ou evitar desconforto, eles esperam reconhecimento e recompensa. Obviamente, ninguém monitora seus esforços tão de perto quanto o Esforçado. Isso significa que, uma vez que eles sentem, por exemplo, que alguém não gosta deles, que seu interesse romântico não é recíproco, que

ESFORÇADO

algo não será fácil (ou nem sequer acontecerá) ou que eles têm um concorrente, isso ativa seu motor de esforço e faz com que se sintam investidos ou merecedores.

Fazer esforços é a configuração-padrão deles, porque não se estropiar lhes parece estranho. Como resultado, eles não gostam de se sentir antipáticos ou desaprovados em contextos em que estão certos de seu esforço, quando uma autoridade os lembra de uma antiga desaprovação ou quando acreditam ser superiores à pessoa que expressa a desaprovação, pois eles exercem o que o Esforçado considera *status* e poder imerecidos, o que desencadeia sentimentos de inferioridade.

Os Esforçados realmente têm dificuldade com alguém que acreditam ter feito menos esforço para ter o mesmo ou um resultado maior que o deles, porque isso abre-se um abismo em seu argumento sobre por que fazem tanto.

Sentir-se rejeitado ou criticado porque alguém não gosta de seus esforços, ou deduzir desaprovação porque não recebeu o reconhecimento desejado, pode ser um grande ponto cego que torna difícil para o Esforçado receber *feedback* ou obter a perspectiva necessária para seguir em frente ou mudar de rumo em vez de persistir teimosamente.

Quando os Esforçados não recebem sua recompensa e reconhecimento antecipados ou desejados, eles se sentem vitimados por suas tentativas ou enganados, usados ou dilapidados. Em relacionamentos insatisfatórios, eles supercompensam o déficit da outra parte na esperança de retribuir para atender às suas necessidades não atendidas. Quando não o fazem ou o relacionamento termina, eles se culpam. No trabalho, em vez de enfrentarem os verdadeiros motivos de um problema, tentam fazer com que o problema desapareça ou entram em uma batalha prolongada para provar que estão certos. Mesmo que se afastem, ficam ansiosos para que outra pessoa não seja premiada com o que não atingiram.

Os Esforçados recebem o fracasso mais duramente, odeiam cometer erros e, basicamente, ser menos do que perfeitos por não atenderem às suas próprias expectativas ou às dos outros (provavelmente irrealistas), o que pode levá-los a querer fazer apenas coisas nas quais têm certeza de que podem ter sucesso. Eles têm medo de fazer menos esforço porque odeiam estar errados sobre algo, mesmo que isso os liberte. Para um Esforçado, admitir a derrota ou que algo não está funcionando equivale a "desistir".

Não é que algo não tenha funcionado; eles é que decidem que são um "fracasso". Como erros e falhas os assustam, se envolvem em pensamentos catastróficos que os levam a tomar decisões problemáticas. Eles vão cultivar e reviver a decepção e a rejeição como um enlutado optando por ficar de preto pelo resto da vida.

Os Esforçados acham que o motivo por se sentirem tão mal com os desafios da vida é porque todos são terríveis. Embora os desafios não sejam um passeio no parque, os Esforçados colocam sua autoestima em risco toda vez que fazem algo e agem como se alguém estivesse registrando todos os seus esforços, como se o universo fosse ajustado somente para gerar coisas boas. Os desafios que eles enfrentam não são prova de menos valia; mas são oportunidades para quebrar o ciclo destrutivo do esforço.

Eles consideram se permitir ser quem realmente são quando se sentirem bem o suficiente por meio de seus esforços. Sua confiança e o que farão ou não farão dependem de seus esforços e da crença de que essa é uma meritocracia que sempre recompensa e prefere pessoas que se esforçam. E, claro, o mundo não funciona assim.

VOCÊ SABE QUE O SEU ESTILO É ESFORÇADO QUANDO...

- Você se concentra principalmente em usar o esforço para ser o melhor ou para ser visto se esforçando ou provar a si mesmo, ganhando valor próprio, agradando aos outros e conquistando o direito de obter o que precisa, deseja e espera.

ESFORÇADO

- Você não diz *não* porque não quer ser percebido como dando menos que 100%; você tem medo de perder, de não ser o melhor, ou de parecer preguiçoso, incompetente, incapaz, egoísta ou como se não fizesse parte da equipe.
- Você tem dificuldade em aceitar que, não importa quanto esforço você faça, as coisas podem não funcionar da maneira que deseja.
- Você se sente responsável e continuará com alguém ou algo por medo dos concorrentes, mesmo que seja doloroso.
- Quando a vida não segue o caminho que você deseja; quando as pessoas o irritam, o rejeitam ou o desapontam; ou quando você não recebe validação e reconhecimento, não apenas tenta mudar o resultado depositando ainda mais esforço, mas também se compara, pensa em seu esforço e seus sacrifícios e em como você fez todas as coisas certas ou em como foi o melhor, pensa que você é "um fracasso" ou que nada é suficiente, ou se sente enganado e usado.
- Você diz às pessoas o que acha que elas querem ouvir (e, às vezes, o que *você* quer que elas ouçam) porque está ansioso em não parecer menos que perfeito, quer ser visto fazendo um esforço ou tenta controlar o resultado.
- Você realmente não tem noção de seus limites e se esforça para atender às expectativas irrealistas de outras pessoas e às suas próprias, não importa o custo, incluindo esgotamento e colapsos.
- Em algum grau, você acredita que o esforço determina se outras pessoas devem e vão atender a suas necessidades, seus desejos e suas expectativas.

Olá, amigo Esforçado! Sim, eu também sou. É fácil pensar que você é alguém que simplesmente se esforça para ser e dar o melhor de si. É agradável para as pessoas, porque, se não fosse, você não se sentiria desconfortável em se permitir fazer menos e teria uma maior consciência e respeito pelos seus limites. Você inadvertidamente transforma muito do que faz em uma tentativa de ir além de um A+ em uma tarefa.

Em uma mistura de provar a si mesmo, dar 100% e esperar que todos os seus esforços se somem e criem um ponto de inflexão de recompensa, o esforço depende fortemente de padrões, regras e expectativas irreais e abstratas, muitas vezes autoimpostas, explorando sua capacidade, geralmente para benefício de outras pessoas. Você prioriza ser visto como alguém esforçado a todo custo, porque associa a quantidade de esforço que faz a ser uma pessoa boa, digna e bem-sucedida.

Quando você se digladia ou não diz *não*, teme que as pessoas pensem mal de você por não se esforçar o suficiente, e isso gera sentimentos de inadequação e fracasso, além do medo de perder algo que poderia elevar seu *status* ao nível desejado. À medida que você deriva seu valor e seu propósito do esforço, a desaprovação real ou potencial de seus esforços parece uma rejeição de você mesmo como pessoa.

Em vez de basear pensamentos, ações e escolhas em seus valores, você atua no nível de esforço que reflete a identidade que está tentando projetar ou a recompensa que está tentando obter. Então você assume a *persona* de alguém que tenta, consegue, realiza ou quer algo, como um Bom Funcionário na Faixa Rápida para a Promoção, um Amigo Superconfiável, um Casamento Sólido ou um Bom Filho/Filha Responsável que Espera que Seus Pais Finalmente Mudarão.

Você tem um histórico de ser recompensado por realizar, alcançar ou dar o seu melhor de forma consistente *ou* passou a maior parte ou toda a sua vida tentando provar que é bom o suficiente ou não é preguiçoso, mas busca um nível imaginário de reconhecimento, de cumprimentos, mas ainda não chegou lá. Seja qual for a situação, você quer ser visto como alguém esforçado. Ou, no mínimo, espera que o esforço que fez seja levado em conta quando as pessoas julgarem você, determinando se é merecedor de algo ou que seja decisório na maneira como eles vão se comportar.

ESFORÇADO

Para você, quanto mais esforço fizer, você acredita que terá menos desaprovação e que o mais provável é que algo aconteça ou deva acontecer. E é assim que você constrói o chicote que eventualmente açoita as suas costas, porque sua solução para qualquer coisa que ative seu lado agradador é se *esforçar* ainda mais. Você oscila entre agir como se não tivesse necessidades, como se precisasse de pouca manutenção ou se sentisse carente quando não é recompensado. Enquanto você considera que atender às necessidades de outras pessoas é imperativo, as suas próprias são frequentemente tratadas como tarefas rudimentares e incômodas a serem deixadas de lado ou relegadas na busca de objetivos e de mais esforços, não como um meio de cuidar e de respeitar a si mesmo e seus relacionamentos. Você pode ter uma atitude *Não importa como eu me sinto* em relação a si mesmo e aos outros quando decide que algo deve ser feito ou suportado. Quando você não mantém seus esforços sob controle, é como tentar usar a força bruta para que a vida se curve à sua vontade, e você não sabe quando recuar.

Angeline, que é louca por seus esforços, não por seus encontros, não faz as coisas por serem inerentes a ela, mas porque está tentando conduzir a situação para o resultado desejado. Ela entra no piloto automático no momento em que se sente interessada, o que normalmente é desencadeado pela *ansiedade*, e não pelo interesse genuíno. A partir daí ela baseia suas expectativas não na verdadeira natureza da situação, mas em seus esforços, que refletem que ela já está namorando, embora a pessoa se comporte de outra forma. É tudo sobre construir um cenário para um relacionamento sendo a Boa Garota que fez tudo certo e então se sente em dívida, daí por que os parceiros se sentem manipulados e pressionados, e por que ela se sente cada vez mais ansiosa por ir contra si mesma repetidamente.

Claramente, tentar não é algo ruim, mas não confunda isso com ansiedade e autonegligência. Mais uma vez, é o "porquê" que torna seus esforços agradáveis às pessoas. Há uma enorme diferença entre a tentativa de quando se busca uma conquista específica e a tentativa usada para encobrir sentimentos subjacentes de baixa autoestima e para gerar ou mesmo acelerar um resultado desejado. O primeiro deixa espaço para você dizer *não*, e o último faz com que você diga *sim* pelos motivos errados.

Você supõe que tenta apenas quando o esforço é necessário ou que querer ou precisar de algo é o sinal de que o esforço é necessário, mas, na realidade, você exagera e exacerba, independentemente de quem ou qual seja a situação. Isso não apenas leva à exploração de si mesmo (e permite que outros façam isso com você), mas também envolve as pessoas em contratos com que elas não sabem que estão comprometidas. Você espera dos outros não com base em quem eles realmente são, mas no que você faz, e que sejam quem você espera que sejam ou como espera ser recompensado. Isso esgarça os limites enquanto o prepara para a dor.

Você acha que está dando 100% e se provando, mas o que está fazendo é ter tanto medo da desaprovação e de não conseguir o que deseja que compensa demais tentando dar *mais de* 100% para estar acima de qualquer reprovação e ter uma menor probabilidade de se machucar. Mesmo que não esteja tentando ativamente ser perfeito e pense que está apenas querendo ser "bom o suficiente", você está lutando para ser a versão perfeita de "bom o suficiente".

Esforçar-se com todo o seu perfeccionismo e exagero é uma forma de esconder que, como todo agradador, você se impede de pensar e de sentir demais porque não sabe quem você é quando não o faz. Mas, se não se permite sentir, você se perde no fazer e não perceberá quando estiver ultrapassando seus limites.

TEMAS COMUNS

- Orgulho de ser amigo de todos os seus ex ou de não ter brigado com ninguém.

ESFORÇADO

- Uma atitude de ganhar descanso e autocuidado e, em seguida, retribuir com ainda mais esforço, por isso você pode pular refeições, dormir mal ou não ir ao banheiro ou apenas perceber como está abatido, cansado, desesperado para ir ao banheiro ou doente no momento em que isso se tornar urgente.
- Ser mal pago porque trabalha muito mais horas do que condiz com seu salário, o que reduz seus ganhos.
- Assumir, às vezes porque acha que as outras pessoas são incompetentes. Em outras ocasiões, porque você sofre por não ter controle; talvez por não confiar nas pessoas para que façam sua parte.
- Um medo desproporcional de não ser solicitado a assumir algo (favor, tarefa, projeto) ou de bloquear caminhos. Você não percebe que às vezes tem medo de perder a oportunidade de ser explorado. Você se ofende ou fica inseguro quando não é perguntado, mesmo que não queira ou não tenha mais capacidade.
- Prosseguir rapidamente após suas realizações e não internalizar seus esforços; talvez se sentindo inseguro sem elogios e cumprimentos, deixando você com sentimentos de síndrome do impostor, de ser uma fraude e de não ter feito o suficiente.
- Exagerar em projetos e tarefas porque você se concentra na percepção de seus esforços, seu medo de falhar ou tentar ser percebido de determinada maneira, o que pode fazer com que você não entenda bem *briefings,* objetivos e responsabilidades.
- Em relação a doenças, mesmo aquelas causadas pelo seu esforço, como um incômodo ou fracasso, você se sente culpado por decepcionar as pessoas ou por elas terem que, por exemplo, fazer o seu trabalho na sua ausência ou assumirem mais do que costumam fazer.
- Ter uma longa lista de coisas que você quer fazer, mas não ter tempo ou achar que precisa ou deveria fazer porque acredita que isso vai torná-lo uma pessoa melhor.

- Esgotar-se antes de tirar folga por alguns dias porque é como se você achasse que o lugar vai desabar na sua ausência, ou porque você tem medo que as pessoas descubram algo sobre você ou decidam que não precisam de você.

FORTALEZAS *E* DESAFIOS

- Valorizar muito a entrega e ser confiável, consciencioso, trabalhador, não preguiçoso, e assim por diante, lhe dá a capacidade de se dedicar de corpo e alma a praticamente qualquer coisa, mas resiste a pedir ajuda ou a dar sinais de que você está sofrendo. Isso não apenas cria uma falsa impressão do resultado de seus esforços, de modo que, incidentalmente, os outros esperarão que eles sejam normais para você, mas também leva a sangue, suor, lágrimas e esgotamento.
- Seguir regras reais, arbitrárias e autoimpostas e cumprir expectativas extras muitas vezes sem questionar, especialmente se houver um objetivo claro ou uma recompensa percebida ou ativar sua necessidade de vencer ou de provar algo, o que pode fazer de você a pessoa certa para realizar as coisas. A falta de discernimento, porém, o desalinha com seus valores e pode ser explorada por pessoas mais agressivas e manipuladoras.
- Esperar muito de si mesmo e se esforçar para atender às suas expectativas internas, o que significa que você pode realizar muito e ser altamente considerado pelos outros, mas também significa que você não tem noção ou não respeita seus próprios limites, que tem expectativas irrealistas e suga a alegria de quase tudo devido aos seus sentimentos sobre "fracasso" e de ser "bom o suficiente".

COISAS A CONSIDERAR

- Estar tão focado em alcançar um objetivo, vencer, ter a última palavra ou fazer com que a pessoa aceite sua maneira de pensar a ponto de você deixar seu ego levar a melhor sobre você ou realmente não conseguir aproveitar nada.
- Tratar os esforços de um ente querido como um reflexo seu, sentindo-se como se você tivesse um filho, parceiro, amigos ou família de alto desempenho e, em seguida, sentindo-se envergonhado ou microgerenciando-os se eles não o forem. Isso pode incluir arrastá-los para os seus sonhos e chamá-los de sonhos "deles".
- Permanecer em relacionamentos e situações insatisfatórias muito além do prazo de validade, porque você acha que isso reflete mal em você por não conseguir fazê-los funcionar.
- Esforçar-se para fazer as coisas parecerem fáceis, mesmo quando não são e quando você não deveria estar fazendo a coisa em primeiro lugar, e então sentindo-se sobrecarregado, negligenciado e ressentido porque as pessoas não conseguem ver quanto você está sofrendo, embora, por fora, você seja como um cisne: calmo na superfície enquanto avança furiosamente por baixo.

A ALEGRIA DE DIZER *NÃO*: MUDANÇA RÁPIDA

- Reduza as coisas tentando identificar como você acha que seria fazer algo a 70% do máximo. Eu sei, eu sei. Senti um arrepio na barriga quando comecei a fazer isso. Mas sua ideia de 100% é mais como 150%, então você precisa ter uma noção mais realista não apenas dos seus limites, mas também de entender se tudo requer aquele nível absurdo de esforço. Há muitas coisas em sua vida que requerem apenas uma fração desse esforço.

- Pergunte a si mesmo: *Eu estou em uma situação que justifica genuinamente meu nível de esforço ou estou ansioso tentando controlar ou manipular alguma coisa?*
- Faça disso seu automático: *Darei um retorno em breve.* Você é o agradador e provavelmente se compromete, se sobrecarrega e se esforça demais, então precisa fazer um esforço concentrado para verificar sua agenda, sua capacidade, seu desejo e sua necessidade de fazer algo.

5

DESVENCILHADOR

Marcus sempre soube que era diferente do resto da família, que garantia que ele não era adotivo. Dado que eram brancos e ele negro, ele sabia que havia claramente uma história por trás da sua concepção, mas, como ninguém comentava, ele também silenciava.

Ele disse que eles não o tratavam de maneira diferente e que eram uma família muito unida, então se esforçou para se destacar em tudo e garantir que nunca fosse "muito emotivo" para não desencadear algo que não poderia controlar e perturbar a todos.

Sua convivência com o segredo óbvio mais tarde confundiria seus parceiros, que frequentemente comentavam o preço que isso tinha sobre ele, o que causava distanciamento ou o término do relacionamento. Quando a sensação de perda, confusão, alienação e ressentimento secreto borbulhava, sentimentos que ele não conseguia entender ou assimilar, mas que sabia como evitar, ele os abafava com mais trabalho, humor e depois drogas e álcool. Todos os seus parceiros sabiam que era melhor tocarem a própria vida, reconhecendo quão delicado era aquele assunto.

Mas então a pandemia se abateu. Ele teve de trabalhar em casa, os bares e as baladas habituais não estavam abertos e ele não podia desaparecer por horas, às vezes dias, e tudo desabou, inclusive seu casamento, no qual seu parceiro encontrou um muro inacessível pelo abuso de drogas. E assim, depois de mais de cinquenta anos sendo o garotinho bonzinho da mamãe, ele finalmente perguntou a ela quem era seu pai, uma pergunta que, em teoria, poderia ter feito quando quisesse, mas da qual sempre teve medo e, em vez disso, preferiu se desvencilhar.

> Desvencilhador é o estilo de agradador que usa a fuga, o encobrimento, a camuflagem e a dissimulação como meio de agradar aos outros e atender às necessidades e aos desejos.

Embora os Desvencilhadores tenham características de Bondosos e de Esforçados, seu principal motivador é *evitar o desconforto e seus medos*. Portanto, uma consciência de ética de trabalho, por exemplo, ou de provar a si mesmo, não afetaria seu excesso de trabalho; sua motivação, mesmo que não saibam, é evitar lidar com *outra coisa*. Eles acabam concordando, não para manter as aparências, mas para evitar desencadear o apocalipse que acreditam que aconteceria se fossem honestos.

Agradadores que tendem a se camuflar em segundo plano ou conviveram com pessoas mais assertivas e agressivas, emocionalmente indisponíveis, podem se reconhecer em um desses papéis, especialmente se um tema recorrente for evitar expressar sentimentos, falar sobre problemas ou lutar para tomar decisões e se comprometer.

O Sonhador	O Tímido / Quieto
O Perdido/Esquecido	O Fracassado
O Superocupado	O Ouvinte
O Artista / Comediante / Alvo da piada	O Jogador Reserva

AS ORIGENS DOS DESVENCILHADORES

Os Desvencilhadores geralmente cresceram em um ambiente no qual se desvencilhar era o que todos faziam, ser diferente significava precisar se esconder para permanecer na família, ou as circunstâncias significavam que evitar se tornava uma estratégia eficaz de autoproteção.

Eles receberam elogios (ou *feedbacks* certamente positivos, não negativos ou neutros) por evitarem assuntos difíceis, por não expressarem sentimentos, por não apresentarem necessidades, não pedirem ajuda, não causarem problemas e manterem o *status quo*. Isso os deixou com medo da proximidade, porque a intimidade e o risco de conflito pareciam intensos e ameaçadores.

Alguns chegaram a desempenhar seu papel porque não lidar com as coisas era considerado educado ou o meio para manterem seu lugar na família. Pode não haver um grande segredo de família ou um escândalo; as coisas podem ter sido bastante monótonas ou pelo menos pareciam ser. Quando uma criança não consegue nem falar ou está limitada às pequenas coisas, é improvável que ela se sinta confiante em expressar coisas maiores ou se revelar. Ou, quando ninguém faz perguntas ou vai além do nível superficial, mesmo as perguntas mais inócuas se tornam pesadas.

Seus pais talvez nunca trocassem palavras atravessadas ou demonstrações de afeto, ou as emoções fossem uma raridade. Embora todos parecessem se dar bem, o Desvencilhador se sentia solitário, negligenciado, inseguro de si mesmo ou com medo de exagerar.

Embora não tenha sido necessariamente declarado de maneira explícita que certos tópicos estavam fora dos limites ou que, por exemplo, pedir ajuda ou expressar sentimentos era ruim, manter as coisas no nível da superfície, pisar em ovos e a *ausência* de conflito, expressão emocional e discurso comunicaram que manter esse cenário era o caminho para ser bom e legal.

A ALEGRIA DE DIZER NÃO

Assim, por exemplo, irmãos mais velhos ou os pais podem ter castigado uma criança mais nova por demonstrações emocionais e até sugerido que seu comportamento deixou o pai contrariado ou chateado. Ou ela sofreu *bullying* ou um distúrbio alimentar ou outras coisas e não sentiu que podia confiar na família, ou, quando o fazia, alguns negavam ou a acusavam de "agir mal" e de "chamar atenção".

Alguns Desvencilhadores descrevem seu passado como "lar feliz" ou "infância idílica", com pais "amorosos" e "atenciosos" que "nunca bateram neles". Mas, em resposta a sentimentos depressivos ou sofrimento com eventos difíceis ou com seu senso de identidade, seus pais enfatizaram o foco no positivo e não deram muita atenção ao resto. Ou ficaram angustiados com o motivo de a criança se sentir infeliz, apesar de tudo o que eles forneceram ou de como tentaram ao máximo ser bons pais. Assim, quando crianças, os Desvencilhadores aprenderam a esconder os aspectos difíceis de sua vida e a evitar balançar o barco, mas demonstrar gratidão e agradar aos seus entes queridos.

Claro, muitos Desvencilhadores talvez sintam que tudo o que as pessoas fizeram foi se expressar. Talvez tenha havido muitas brigas, ou uma ou algumas vozes mais dominantes. E agora eles são discretos para manter a paz e a autoproteção.

Embora, para adultos, gritos, berros, xingamentos, ameaças, jogar coisas, falar com os dentes cerrados para tentar evitar outra discussão prestes a acontecer, bater portas, romper e fazer as pazes ou ser fisicamente abusivo um com o outro possa parecer apenas mais um dia comum, como posso atestar, é aterrorizante para uma criança testemunhar, ouvir ou até mesmo ser pega no meio disso.

Quer sentados no carro enquanto uma discussão acontecia, quer escondidos debaixo de uma mesa ou tentando (ou se sentindo impotentes para) proteger um irmão, um pai ou a si mesmos do agressor, eles desenvolveram associações muito negativas com conflitos e críticas e se tornaram

DESVENCILHADOR

hipervigilantes. Embora uma criança possa aprender a controlar a excitação excessiva de seu sistema nervoso com algum esforço, sua hipervigilância pode se manifestar na forma do desvencilhamento, quando muitas vezes avaliam inconscientemente o perímetro em busca de sinais de conflito potencial. Elas aprendem a se entorpecer para se sentirem seguras e no controle.

Talvez o Desvencilhador tenha sido ofuscado e aprendido a ficar em segundo plano. Os humores e os problemas de uma pessoa podem ter ditado a dinâmica e criado uma precedência. A pessoa pode ter cumprido todas as conversas e reflexões sobre isso ou ter se tornado hostil e chantageado emocionalmente quando desapontada. Ou o Desvencilhador preferiu ficar longe dos holofotes. Essa escolha pela luz baixa significa que, embora agora sejam adultos, parte deles teme a alienação ou o abandono se crescerem, daí por que eles podem se anular romanticamente ou em sua carreira, mas também por que têm relacionamentos desequilibrados nos quais, por exemplo, sempre desempenham o papel de Ouvintes ou Mediadores.

Não é como se quisessem se meter na vida das pessoas como, digamos, um Salvador ou um Bondoso, mas se omitir ou sentar-se no banco de trás ameniza a temperatura. Eles podem se sentir claramente desconfortáveis com, por exemplo, alguém descarregando sentimentos ou os envolvendo, mas *não* expressar isso os protege de se tornarem alvo de conflito.

E alguns aprenderam a evitar um trauma, um conflito ou uma perda que os fez se fechar e ficar nas sombras. Eles associavam o que quer que acontecesse de confronto com serem muito honestos ou vulneráveis, e assim evitavam não apenas para entorpecer sentimentos dolorosos e limitar futuras consequências, mas para se protegerem de nunca mais passar por aquela situação.

Por exemplo, pode ter sido a separação ou o divórcio dos pais e o sentimento de estarem presos entre eles, ou de uma perda amarga que mudou permanentemente a família. Um luto significativo e não conseguirem entender as circunstâncias ou se sentirem abandonados ou até mesmo se culparem também podem ensinar alguém a evitar o alvoroço.

85

A ALEGRIA DE DIZER NÃO

Eu ouvi de muitos Desvencilhadores que nunca foram discutidas as partidas ou a morte de seus pais que aconteceram antes de eles nascerem ou nos primeiros anos da infância. Pode ser que não quisessem aborrecer os pais sobreviventes ou causar um incômodo, especialmente se o pai se tornou retraído, deprimido ou, por outro lado, zangado e ressentido. Alguns Desvencilhadores tentaram, apenas para serem castigados ou punidos, ou o pai alegou um mal súbito. Ou talvez os adultos tenham achado melhor não tocar no assunto. Alguns Desvencilhadores sabiam parte da história e se sentiam tímidos ou abandonados, ou a mãe não sabia quem era o pai, ou sabia mas retinha a informação. E, para as crianças, o que não sabem nessas situações, inventam, e é sempre pior que a verdade.

Às vezes, era a criança que sabia sobre, por exemplo, casos, atividades criminosas ou abuso de substâncias. Ou que alguém estava na prisão, na reabilitação ou em uma instituição, mas o pretexto era sempre que eles estavam em férias prolongadas.

O Desvencilhador pode ter sofrido abuso ou estar ciente do abuso de outra pessoa, mas havia um código de silêncio e até mesmo a ameaça de expulsão da família. Pode ser que o Desvencilhador suspeite que seus pais ou responsáveis saibam sobre o abuso que sofreram mas optaram por não os enfrentar e, portanto, também não os confrontaram, tornando-se seu padrão generalizado de agradar aos outros.

Um Desvencilhador pode parecer altamente funcional ou como se estivesse seguindo sem incomodar ninguém enquanto sofre em silêncio. Ele joga com suas cartas muito perto do peito e planeja sua vida para evitar lidar com medos e sentimentos.

Sejamos realistas: essa cultura não acomodava a autoexpressão nem valorizava a importância dos sentimentos e como entorpecimento, sigilo, vergonha e eventos traumáticos afetam muito nosso bem-estar até muito recentemente.[1] Seja silêncio, negligência ou violação de limites, esses eram padrões geracionais e a resposta da unidade familiar ao trauma

DESVENCILHADOR

não processado. Mesmo que a terapia estivesse envolvida, a atitude pode ter sido para consertar a criança, não para resolver um problema familiar. Alguns Desvencilhadores foram retirados da terapia quando o terapeuta apontou o problema real ou a família tratou o Desvencilhador com suspeita do que ele poderia estar revelando.

Enquanto todos os estilos de agradadores controlam a desaprovação, limitando ou evitando fatos inevitáveis da vida, os Desvencilhadores evitam qualquer coisa que torne tudo mais difícil para os outros, portanto isso também envolve controlar a atenção, o afeto, a aprovação e até mesmo a validação e o amor.

Eles também usam as técnicas de agradar para assegurar os créditos e evitar resultados negativos, portanto, quando enfrentam conflito, crítica e assim por diante, mesmo que façam o possível para suprimir, é terrivelmente amedrontador, como se falhassem por não estarem percebendo seus medos. Então eles dobram a aposta e se desvencilham ainda mais.

Como tudo é uma estratégia para evitar o medo e eles querem estar distantes para se manterem em sua zona de conforto, podem demorar um pouco para encarar um problema ou podem andar em círculos, especialmente porque podem bloquear, ceder e pensar demais para evitar lidar com algo.

Embora todos os estilos de agradadores envolvam agressão passiva, os outros, quando o rebote chega, lidam com alguma coisa, mesmo que possam sofrer. Os Desvencilhadores tentarão enganar o tempo tentando atrasar o confronto inevitável ou entrando no modo de doação excessiva na esperança de evitar o problema. Quando as coisas dão errado, eles justificam seu desvencilhamento alegando que a resposta da pessoa ou o resultado decepcionante é a prova de que é melhor não falar ou lidar com algo, e também se sentirão decepcionados por terem agradado.

O acúmulo de medo e estar constantemente em guarda desencadeiam pensamentos catastróficos em seus relacionamentos íntimos, quando

87

entram em pânico pensando que a pessoa vai embora ou quando o que querem fazer é tentar chegar ao fundo da questão. Por concordar com as coisas, quando alguém expressa descontentamento, o Desvencilhador se sente criticado ou rejeitado e lembra à pessoa de que foi "ideia dela" ou o "sonho dela". Eles não entenderão por que algo está acontecendo, pois racionalizam que estavam fazendo o melhor ou que não se trata de um problema porque seguiram a agenda da outra pessoa, o que cria mais atrito porque o Desvencilhador não assume sua responsabilidade. Em situações em que eles sentem que vão se machucar de uma forma que acham que não serão capazes de lidar, eles podem desistir primeiro, desaparecer ou finalmente entrar em erupção, para surpresa de todos, inclusive deles próprios.

Os Desvencilhadores acreditam que todos compartilham de seus medos e também querem evitá-los da mesma maneira. Eles genuinamente acreditam que evitar é uma coisa boa que fará as pessoas se sentirem satisfeitas no final. Mas evitar torna difícil formar novos relacionamentos com pessoas que exigem maior proximidade e honestidade. Isso também significa que é um padrão deles entrar em situações com hábitos de desvencilhamento, independentemente de haver uma ameaça, e, portanto, eles se mantêm inadvertidamente preparados para o pior, sem reconhecer que seu desvencilhamento cria mais problemas do que resolve.

VOCÊ SABE QUE O SEU ESTILO É DESVENCILHADOR QUANDO...

- O principal motivador de quem você é e do que você faz é minimizar ou evitar conflitos, críticas e deixar os outros desconfortáveis.
- Você não diz *não* porque acha que isso causa mais problemas do que resolve e tenta evitar toda e qualquer forma de consequências negativas.
- Quando a vida não segue o caminho que você deseja, as pessoas o irritam, o rejeitam ou o decepcionam, ou você não recebe validação e

DESVENCILHADOR

reconhecimento, você fica bravo com elas por trazerem algo à tona ou questionarem você devido às coisas que deixou passar; você tenta agir como se não estivesse incomodado ou como se nada tivesse acontecido, ou então se distancia, desaparece ou os elimina.

- Você diz às pessoas o que acha que elas querem ouvir porque tem pouca ou nenhuma ideia de como realmente se sente ou pensa, ou tem medo de estar errado ou de ser desagradável, ou quer encerrar rapidamente seu desconforto e seguir em frente.
- Você usa uma estratégia infantil — por exemplo, escondendo-se no trabalho ou em relacionamentos prejudiciais ou insatisfatórios — para se adequar às expectativas de outras pessoas sobre você, para que você não os perturbe nem os aliene caso mude ou se torne "incômodo demais".
- Você acredita que não falar sobre nada que deixe você ou outras pessoas remotamente desconfortáveis, manter a paz e varrer as questões de limites para debaixo do tapete são coisas boas que devem ser recompensadas.

É possível que você não soubesse que evitar o desconforto faz parte de uma estratégia de aceitação e segurança para agradar às pessoas, porque, pela própria natureza de evitar, você não pensa muito profundamente sobre suas motivações ou qualquer coisa nesse sentido.

Ao usar elementos de outros estilos de agradadores, mas com o objetivo principal de manter o desconforto ao mínimo absoluto, desvencilhar-se faz da sua vida um delicado ato de equilíbrio de tentar manter as pessoas tranquilas enquanto você finge que não é isso que está fazendo ou de que isso não está causando problemas. Você deriva seu senso de identidade de quão bem consegue manter a ilusão da sua versão de que tudo está bem e de como se sente seguro, então você tentará estar em situações nas quais, em teoria, dado que você se torna o que pensa ser uma pessoa que a situação exige, tudo deverá ficar bem. Afinal, por que rejeitar alguém que é como você ou faz o que se espera dela? É uma forma de perfeccionismo que permite que você se esconda.

89

A ALEGRIA DE DIZER NÃO

Quando você sofre para dizer *não* ou não diz *não* é porque tem medo de não conseguir lidar com as consequências. Você acha que será como abrir a caixa de Pandora, mas uma vida inteira evitando e limitando o *não* só aumentou seu medo. Você quer manter essa pessoa tranquila para não provocar sua raiva, real ou imaginária, e acabar com a ilusão, e, assim, em última análise, há um medo de que, se você se expressar plenamente, atraia rejeição, decepção e conflito em sua vida.

Para você, ser bom significa nunca incomodar as pessoas, e assim você assume essa *persona* perfeita de alguém que dá conta de tudo ou que não precisa de muito e está feliz só por estar ali. Você precisa fingir que sabe menos do que sabe e fazer disso um esporte profissional para ser passivo. Você aprendeu que dizer ou saber a verdade não seria bom, então é melhor evitá-la, e agora você é tão hábil em dizer às pessoas o que elas querem ouvir que nem sabe mais o que é mentira. Como resultado, você é uma combinação perigosa de alguém legal demais, sem confrontos, e um ingênuo que disfarça uma cautela esperando silenciosamente que tudo se encaixe.

Durante toda a sua vida, você pode ter conseguido manter as pessoas tranquilas, então tem pouca experiência com a resolução saudável de conflitos ou em enfrentar as coisas, ou ainda está tentando provar que se desvencilhar é o melhor caminho a seguir depois de se desgastar com pessoas e experiências que eram muito conflituosas.

A necessidade de evitar desconforto, o seu próprio e o de outras pessoas, é, ironicamente, a causa fundamental do seu próprio desconforto não reconhecido e da necessidade de varrer o seu lado da calçada nas questões que surgem. Você é como o sapo na panela entrando em fervura, que não percebe a temperatura até que seja tarde demais. Embora você tenha uma baixa tolerância ao risco, você tem um alto limiar para a dor e, portanto, nega, racionaliza, minimiza, desculpa e assume manter viva a ilusão de que está "tudo bem" apenas para depois ter de se anestesiar de alguma forma ou ser passivo-agressivo para expressar ou amortecer os sentimentos que nem sabe que está evitando.

90

DESVENCILHADOR

Marcus e sua família achavam que estavam fazendo a coisa certa, mas ele pagou um preço alto por não ser capaz de admitir que todo mundo estava envolvido em algo que ele não estava. Ele continuou com a pretensão de amá-los e protegê-los ao mesmo tempo que odiava aquilo e não se reconhecia. E desvencilhamento gera desvencilhamento: os Desvencilhadores não podem estar em nada muito real porque isso mexe com os outros aspectos de sua vida que eles evitam, e, portanto, você pode inadvertidamente sabotar a sua felicidade para manter o *status quo*.

Se há um problema, significa que as coisas não estão "perfeitas", então você tenta evitar lidar com isso para manter a ilusão, confrontando-a apenas quando se sentir suficientemente desiludido e ressentido. Agradadores tentam tornar a outra pessoa perfeita em sua mente e assim, quando ela os irrita ou os decepciona, eles se sentem rejeitados. Às vezes, você choca as pessoas porque mantém suas reservas, descontentamentos e mágoas para si mesmo, agindo como se tudo estivesse ótimo e não dando nenhuma indicação de que algo está errado, comunicando-se apenas quando em crise, anunciando que está terminando ou se demitindo ou rompendo com a pessoa.

Você pode ser uma das pessoas mais legais que alguém poderia conhecer, mas tudo vem de um lugar de renúncia a si mesmo se houver algum potencial para o desconforto, e as pessoas não perceberem por algum tempo que você evita dizer ou fazer qualquer coisa que possa dar a alguém uma opinião muito forte sobre você. Às vezes, sendo bom demais para o seu próprio bem, sem perceber que a origem está no desvencilhamento, além de evitar o confronto e fingir ingenuidade e, outras vezes, confusão, você acaba por se tornar um fantasma para as pessoas em sua vida. Você acomoda a todos e se submete a eles, colocando-se à margem e fragilizando seu senso de identidade devido à sua dependência de que a situação seja perfeita.

Pode ser muito doloroso quando um relacionamento ou uma situação não dá certo, porque você realmente acha que seguir o fluxo e se desvencilhar é a melhor maneira de agradar à pessoa e não colocar em risco o seu

A ALEGRIA DE DIZER NÃO

desejo. Mas você não apenas está pisando em ovos a todo momento como também não percebe como as pessoas, consciente e inconscientemente, sentem que também precisam agir assim com você.

Há um momento e um lugar para evitar algo quando você está em perigo real ou quando há um benefício genuíno em adiar algo por um tempo antes de lidar com o problema, mas o que você está fazendo é se desvencilhar e adiar a si próprio. As pessoas de quem você aprendeu a se desvencilhar tinham suas próprias coisas para lidar, mas por que elas deveriam ter duas vidas (a sua e a delas) enquanto você não tem nenhuma?

TEMAS COMUNS

- Mentir para absolver as pessoas de sua necessidade de se sentirem preocupadas mesmo que você esteja realmente sofrendo e mais tarde se sinta negligenciado por elas não saberem instintivamente que algo estava errado ou o que fazer sem que você diga a elas.
- Aceitar algo errado ficando em silêncio mesmo que isso possa significar grandes problemas para você ou para os outros. Não é que você concorde com, por exemplo, *bullying* ou exclusão, mas seus medos o dominam, fazendo com que se sinta mal consigo mesmo, mas às vezes também causando problemas por parecer ter conspirado para o problema por omissão.
- Sumir, desvencilhar-se ou romper com as pessoas em vez de ser honesto e lidar com os assuntos, e possivelmente tentar se reconectar e encobrir as coisas como se nada tivesse acontecido, ou responder encobrindo fatos quando alguém faz isso com você.
- Manter suas amizades superficialmente para que elas não saibam muito sobre você ou que não precisem de você, ou para que, quando o desapontarem, seja mais fácil recuar e não ter que conversar.

DESVENCILHADOR

- Evitar certas pessoas com as quais você se sente desconfortável para não ter que dizer *não* e fugir quando as encontrar, alegando que não as ouviu chamar ou que tem problemas de visão ou algo assim.
- Orgulhar-se de nunca brigar com um parceiro ou outras pessoas.
- Afastar-se de ideias quando sentir que as pessoas não estão de acordo, mesmo que nem imaginem do que estão falando ou sejam seu público-alvo.
- Explodir em raiva, mágoa e frustração depois de tolerar sistematicamente o inaceitável e depois sentir vergonha e recuar para se desvencilhar.
- Fazer longas pausas nos relacionamentos depois de se machucar como um purgatório emocional e depois se envolver em relacionamentos fantasiosos ou em um intenso e doentio apenas para se decepcionar novamente e depois recuar.
- Entrando em *overdrive* para evitar lidar com alguma coisa. Por exemplo, você sabe que existe um problema, então você dá presentes, faz boas ações ou elogios para que a outra pessoa (quem sabe?) se sinta constrangida em trazê-lo à tona. Ou você recorre a álcool, drogas ou alguma forma de comportamento compulsivo para escapar de seus sentimentos e da situação.

FORTALEZAS *E* DESAFIOS

- Ser bom em colocar panos quentes e não entrar em conflitos desnecessários, mas também não abordar as situações necessárias e chegar ao ponto de vender sua alma se isso significar não ter de lidar com os sentimentos de outras pessoas ou com conflitos e críticas.
- Pensar em grandes (e às vezes muito pequenas) decisões até o enésimo grau e representar situações em sua mente, mas isso geralmente resulta em pensar demais e adiar táticas que desencadeiam paralisia, obstrução

ou vacilos, para grande desgosto de qualquer um que esteja esperando que você baixe a guarda.

- Fazer-se de bom ouvinte e empático porque você se aproxima tão pouco do que está acontecendo em seu próprio mundo, então as pessoas vão confiar seus problemas e segredos para você, mas isso pode fazer com que se sinta abandonado, esgotado e negligenciado e resultar em seu distanciamento.

COISAS A CONSIDERAR

- Pensar demais e se digladiar com as coisas por muito tempo, tentando resolver tudo perfeitamente em sua cabeça antes de fazer uma jogada ou inventar histórias que atribuem falhas a você quando, por exemplo, vê que alguém está de mau humor.
- Não ter nenhum interesse real ou relacionamento próximo porque você faz tudo o que seu parceiro ou seus parentes querem e se ressente quando eles pedem para você sugerir algo ou querem fazer algo sem você.
- Classificar as pessoas como "criadoras de problemas", "difíceis", "carentes" ou "sensíveis demais" porque elas expressam seus sentimentos e não querem jogar os problemas para debaixo do tapete ou fazer terapia.
- Manipular a realidade (*gaslighting*) das pessoas ao insistir que nada está errado quando há de fato um problema que você está evitando e projetar sentimentos ou percepções sobre você ou eles e, em seguida, chamar a isso de "meus sentimentos".

A ALEGRIA DE DIZER *NÃO*: MUDANÇA RÁPIDA

- Teste sua zona de conforto com carinho. Imagine como você se sente fazendo algo em uma escala de 0 a 10. Alguém com nota 10 seria capaz de lidar confortavelmente com o que você sente como desconfortável. Onde você está nessa escala? Digamos que seja um 3. O que alguém que é um 3,5 ou 4 faria? Faça esse teste. Não tente fazer o que você acha que seria um 10, pois isso provavelmente desencadeará uma ansiedade profunda.
- Pergunte a si mesmo: *Estou fazendo isso porque escolhi ativa e conscientemente, ou porque estou tentando evitar conflitos, críticas, intimidade,* alguma outra coisa?
- Embora ser analítico sem dúvida tenha suas utilidades, isso não substitui a ação, portanto tome cuidado quando você pensa demais, quando tenta antecipar o futuro ou resolver tudo em sua mente antes de dar um passo para evitar lidar ou tomar uma decisão.

6

SALVADOR

Gaby passou a maior parte de sua vida adulta cuidando de membros da família e assumindo o controle de qualquer coisa com a qual eles não quisessem lidar. Como resultado, os relacionamentos românticos se tornaram raros e esparsos, e ela estacionou sua carreira e seus sonhos para cuidar dessas atribuições. Quando esteve em algum relacionamento romântico, ela se feriu e acabou com a sensação de ter um papel materno ou de ser uma mera peça de decoração. Assim, há quase uma década mantém um relacionamento fantasioso com alguém que é eternamente infeliz e quer se encontrar apenas uma vez por mês.

Quando Gaby ficou tão doente que teve de fazer repouso, sua irmã ainda queria deixar seus filhos com ela na maioria dos dias, e a família parecia mais preocupada com quando ela voltaria à rotina anterior. Mesmo que seus irmãos pudessem vir em socorro, ela ainda tentava cuidar da mãe, mas descobriu que isso piorava seus sintomas e sentia que sua família estava drenando sua força vital. Com o passar dos meses com o mínimo de apoio, a raiva e a mágoa de Gaby aumentaram por ter sacrificado sua vida adulta pela família. Ela percebeu que ninguém iria ajudá-la porque viam a ajuda como trabalho *dela*.

Enquanto se digladiava com a injustiça de tudo isso e a dor de quem ela poderia ter sido, Gaby gradualmente reconheceu que, embora o comportamento de sua família fosse problemático, ela própria também contribuía

SALVADOR

para isentá-los do trabalho largando tudo, recusando-se a dizer *não* e permitindo o comportamento deles. Ela havia, de fato, usado a família como desculpa para não perseguir as coisas que ela temia não conseguir e para provar, de uma vez por todas, que eles precisavam dela.

> Salvador é o estilo de agradador que tenta ser a solução para os problemas de outras pessoas assumindo suas responsabilidades e que arruma as coisas se "doando", ajudando e resgatando para se sentir necessária, com propósito e valor. É o estilo "às suas ordens" de agradar às pessoas.

Embora o Salvador use traços de bondade ou de esforço para facilitar seus salvamentos e seja secretamente desvencilhador, seu principal motivador e vetor para agradar é a *necessidade de ser necessário* ou de ser *visto como necessário* para se sentir seguro e digno. Ele tenta influenciar e controlar os sentimentos e comportamentos de outras pessoas com a sua "ajuda" e assume responsabilidades à custa de si mesmo.

Qualquer um que tenha percebido que seus relacionamentos parecem desequilibrados e possivelmente unilaterais, ou que se sentiu usado e desgastado por estar presente para os outros, se reconhecerá como Salvador e assume os seguintes papéis:

O Arrumador / Curandeiro / Salvador / O Resgate/Herói	O Progenitor / Cônjuge Substituto
O Vingador	O Forte
Aquele que faz o Trabalho Sujo dos Outros	O Terapeuta
O Rebote	Aquele que Leva a Culpa

AS ORIGENS DOS SALVADORES

Os Salvadores cresceram em um ambiente em que servir era um modelo ou algo enfatizado, onde era norma as crianças assumirem o que provavelmente era responsabilidade dos adultos, ou onde os adultos não estavam em posição de ajudar a si mesmos, muito menos a seus filhos.

Eles receberam elogios ou *feedbacks* positivos — atenção, carinho e assim por diante — por serem bons, atenciosos e prestativos por meio de ajuda, arrumação, resgate, salvar o dia, abnegação, estar "juntos" ou precisar menos do que os outros e aprenderam a derivar seu propósito e seus valores para atender às necessidades dos outros, para que não pudessem desenvolver uma *persona* fora do que fizeram ou fazem pelos outros.

Os Salvadores provavelmente tiveram que assumir muitas responsabilidades na infância, ou acreditaram que tinham mais poder sobre a felicidade das pessoas do que tinham, ou sentiram que não conseguiram salvar alguém importante.

De todos os estilos de agradadores, os Salvadores têm maior probabilidade de interpretar mal seus esforços de agradar por serem bem-intencionados, mas também das distâncias a que chegam para fornecer ajuda e apoio e, portanto, sentem-se especialmente confusos sobre os limites devido à natureza particularmente codependente de seus relacionamentos e de suas doações.

Crescer em um ambiente no qual aprenderam inadvertidamente que sacrificar e explorar a si mesmos para ajudar os necessitados é uma "doação" significa que eles não reconhecem sua responsabilidade real, então é difícil que reconheçam seus limites e sejam excessivamente responsáveis. Aprender ou ensinar a si mesmos que cumprir a responsabilidade ou a necessidade de haver outra pessoa é "útil" e "não egoísta" significa que eles passaram toda ou a maior parte de sua vida se sentindo culpados por serem uma *persona* e então quase tentam refutá-la para provar sua bondade.

SALVADOR

Alguns Salvadores chegaram a seu papel porque um pai ou responsável modelou esse salvamento, possivelmente um martírio. E porque eles amaram aquele pai e pensaram (ou foram ensinados) que o que estavam fazendo era a coisa certa a ser feita ou o que, por exemplo, um Bom Cônjuge deveria fazer, eles adotaram esse projeto como seu. Repetir o papel é uma forma de lealdade, e eles podem se sentir mal por fazer qualquer coisa que sugira egoísmo. Por outro lado, porém, o Salvador pode ter visto as falhas no salvamento do adulto e ainda assim o copiou, mas tentou ter sucesso onde seus pais não tiveram. O Salvador não recebia necessariamente responsabilidades de adulto, mas era enfatizado de alguma forma que ser bom era ajudar doando-se a si mesmo.

Alguns vêm de um ambiente benevolente, onde se enfatizava manter as aparências, mas na esperança de que você fosse visto como alguém que prestava serviços e sempre ajudava os outros. Alguns vieram de um ambiente mais voltado para o esforço, onde ajudar os outros também era fundamental, mas a ênfase estava no que poderia ser extenuante, um esforço sacrificante, como abrir mão de confortos ou ficar sem ajudar os outros.

Pode ser que os adultos tenham projetado uma *persona* mais velha no Salvador, possivelmente falando sobre assuntos profundamente inapropriados e/ou confidenciando seus problemas à criança. A ênfase em ser o mais velho ou de como eles eram "maduros", "sábios" ou uma "alma velha" fez com que o Salvador se esquecesse de que era uma criança. Se uma criança parecia administrar as coisas com facilidade, não causava problemas ou parecia bem quando sozinha, sem muita ajuda ou intervenção, a atenção dos pais pode ter sido desviada para outras pessoas com necessidades aparentemente maiores, ou eles podem ter presumido que a criança precisava de menos e a envolviam em trabalhos ou decisões de adultos.

Outros Salvadores assumiram seu papel porque cresceram muito cedo, tendo de assumir responsabilidades de adultos. Eles podem ter ajudado a criar irmãos, agido como um cônjuge de reserva, fosse uma família monoparental

99

ou não, ou ter cuidado de um dos pais ou outra pessoa que, por mais que desejassem, não estava em posição de fazê-lo, por exemplo, por doença, deficiência, trabalhar longas horas ou lutar contra o luto ou um vício.

Em outros casos, os pais ou responsáveis não queriam assumir a responsabilidade ou acreditavam que era dever da criança ajudar nas tarefas dos adultos, possivelmente porque eles próprios haviam sido criados dessa forma. Ou o adulto pode ter perseguido sua vida sacrificando sua paternidade. O Salvador então aprendeu a intervir em pontos em que os adultos não eram capazes ou não queriam, adotando uma identidade super-responsável para sua própria sobrevivência e possivelmente a de seus irmãos ou mesmo de seus responsáveis. O Salvador desenvolveu uma sensação de que as pessoas ao seu redor não sobreviveriam sem ele, o que mais tarde criou um sentimento generalizado de que as pessoas precisam constantemente de sua ajuda.

O Salvador pode ter sentido um profundo senso de responsabilidade em proteger seus pais ou responsáveis, encobrindo suas deficiências. Pode ter sido para poupar o(s) adulto(s) da vergonha ou tentar apoiá-lo(s) o suficiente para que pudessem reservar energia para serem pais. Por mais que eles amem seus pais, pode haver uma vergonha profunda por não terem sido criados de maneira adequada ou por se sentirem incapazes de induzir amor suficiente nos pais para que estivessem lá para eles da maneira que o Salvador precisava.

Alguns Salvadores cresceram em ambientes nos quais se sentiram impotentes em razão de abuso, negligência ou privação, coisa que tentaram superar ajudando ou resgatando de alguma forma, ou quando a ajuda e o apoio de uma ou poucas pessoas foram essenciais para sua sobrevivência. Portanto, eles podem não ter sido ajudados o suficiente ou não receberam apoio ou até mesmo foram salvos, e estão tentando compensar isso. Podem ter visto, ouvido e experimentado coisas que nenhuma criança — diabos, nem um adulto — deveria, e podem sentir uma culpa desproporcional por não serem capazes de salvar ou ajudar alguém, ou uma culpa

SALVADOR

equivocada em suas circunstâncias, ou se sentirem mal por estarem bem quando outros não estão ou não sobreviveram.

Alguns avaliaram as circunstâncias em seu ambiente e identificaram que seu papel precisava ser o de ajudar, como diminuir sua luz para deixar outro membro da família brilhar, agir de forma incompetente ou mediar com os membros da família. Pode até ser que tenham se metido em problemas para dar lugar a outro membro da família. Eles podem ter se sentido preteridos, ressentidos, subestimados e negligenciados, mas, devido à sua responsabilidade dada (ou assumida), têm um forte senso de dever que os faz avançar e se envolver nos limites e nas questões de outras pessoas.

Quaisquer que sejam as intenções ou os sofrimentos dos adultos, quando as crianças crescem cedo demais ou os adultos enfatizam o altruísmo e a ajuda, elas aprendem a se abnegar e a se sacrificar. São tão orientadas para as circunstâncias e o sofrimento dos outros que se sentem culpadas por si mesmas, não importa quanto estejam em conflito, em razão de seus relacionamentos emaranhados. Torna-se seu trabalho tentar ser a solução externa para os conflitos internos de outras pessoas ou o bálsamo para o que quer que esteja acontecendo em suas vidas, e elas perdem a criança em si mesmas, assim como seu *não* e seu senso de si mesmas e dos limites dos outros no processo. Uma vez que estão cientes das necessidades de outra pessoa, reais ou projetadas, e seu fator agradador é ativado, elas acham difícil se distinguir da outra pessoa e muitas vezes sentem que ajudar os outros sacrificando-se é para o bem de todos, mesmo quando essas mesmas pessoas sentem o contrário.

Isso realmente fica evidente quando elas enfrentam desafios porque, ao saberem o que fizeram pelos outros, não parece "certo" que agora estejam se sentindo inseguras. Elas se sentem reprovadas e negligenciadas, e, embora todos os que querem agradar se sintam em dívida, o sentimento de *depois de tudo o que eu fiz por você* se aplica ainda mais aos Salvadores. Embora, por exemplo, os Esforçados se esforcem muito, seus esforços são para provar a si mesmos, e não aplicam seus esforços para que outros

101

A ALEGRIA DE DIZER NÃO

sejam ajudados. Os Salvadores se sentem totalmente rejeitados quando, apesar de sua ajuda, se consideram negligenciados ou enfrentam problemas porque isso é visto como "essa pessoa desaprova *o que eu fiz por eles*" e é essa parte que *os* deixa feridos, sentindo-se usados ou abusados.

Dado o que eles internalizaram sobre o que é preciso para ser uma boa pessoa ou onde estão seus valores, alguém que não gosta deles, discorda ou não retribui pode fazê-los se sentir como se tivessem falhado. Ao mesmo tempo, as pessoas que não precisam mais deles ou estão se saindo "bem demais" também podem desencadear um sentimento de rejeição, principalmente se a pessoa não está demonstrando a gratidão que o Salvador finge não estar buscando.

Ao usar o salvamento para atender às suas necessidades, quando tolerou ou relevou demais ou sentiu que já fez e faz mais do que o suficiente, o Salvador pode entrar em erupção e também esperar que a outra pessoa não se importe com isso. Na verdade, às vezes ele se permite chegar ao ponto de urgência e desespero para que possa usar sua raiva como justificativa para o motivo pelo qual deve fazer o que deseja. Ao ser acusado de ser controlador ou manipulador, ou quando alguém aponta que suas boas intenções são prejudiciais, o Salvador pode se sentir genuinamente confuso ou muito provocado e defensivo. Ele também, no entanto, às vezes teme que as pessoas melhorem ou mudem ou só quer que elas melhorem se puder se beneficiar com a mudança.

É isso que enfurece o Salvador, pois sente como rejeição e abandono quando as pessoas não mudam, embora isso seja claramente do seu interesse, mas ele não reconhece que quer que a pessoa mude de uma maneira que faria com que se sentisse melhor.

O Salvador fica em segundo plano para colocar os problemas de outras pessoas na frente e no centro. Ele age desnecessariamente ou com pouca manutenção enquanto esconde seus objetivos e necessidades por trás do verniz de sua generosidade e é significativamente afetado pelo excesso de doação e responsabilidade. Como aprendeu a extrair seu valor da doação de si mesmo por meio da ajuda e do sacrifício, ele gravita em relacionamentos e situações que refletem essa mesma dinâmica ou que lhe permite desempenhar seu papel, o que significa que só se sente realmente "em casa" quando há um problema por perto. É claro que, ao se sacrificar, acaba se sentindo ressentido, negligenciado, sobrecarregado e subjugado.

Conscientemente ou não, o salvamento é a maneira de se esconder enquanto finge que não está escondido. Claro, ele está tentando estar lá para os outros, mas é porque tenta corrigir os erros do passado quando não pôde ajudar e salvar ou quando não conseguiu o que precisava, então, em última análise, está tentando salvar a si mesmo.

VOCÊ SABE QUE O SEU ESTILO É SALVADOR QUANDO...

- Seu principal meio de se sentir bem consigo mesmo e agradar aos outros é ser necessário e se envolver nos problemas alheios, ajudando, resgatando e assumindo responsabilidades.
- Você não diz *não* porque é excessivamente responsável; você acha que vai machucar, abandonar ou incomodar a outra parte; você não quer parecer uma pessoa má; ou tem medo de ser supérfluo e de que precisem de outra pessoa.
- Quando a vida não segue o caminho que você deseja; quando as pessoas o irritam, o rejeitam ou o desapontam; ou quando não recebe validação e reconhecimento, você responde pensando em todos os sacrifícios que fez, como você estava "apenas tentando ajudar" e quais foram as suas boas intenções, e não se sente bom o suficiente, substituível, subestimado, explorado ou abusado, ou que você sempre fica por último.
- Você diz às pessoas o que acha que elas querem ouvir (e às vezes o que *você* quer que ouçam) porque quer pensar que isso vai ajudá-las,

salvá-las ou lhes dar um impulso, ou porque isso faz com que você se sinta bem consigo mesmo.

- Você tem um forte senso de obrigação e culpa, então sente que é seu dever ajudar ou satisfazer as necessidades ou os desejos de alguém, mesmo que seja em detrimento do seu bem-estar e da saúde do relacionamento.
- Você, em algum nível, acredita que ser uma boa pessoa que ajuda e a quantidade de esforço que você coloca para tentar melhorar a vida de outras pessoas ou salvá-las de si mesmas significam que as pessoas devem apreciá-lo e não o abandonar.

Como um Salvador, especialmente se tem características de Bondoso, você possivelmente estava ciente de seus modos agradadores, mas pode se sentir desconfortável com a ideia de ter uma agenda oculta ou de se ajudar. Mas ajudar, apoiar e dar às pessoas não é apenas algo que você faz; é parte da sua identidade. É importante que seja percebido dessa forma para se sentir aceito e seguro.

Sendo uma combinação de buscar um sentido de si mesmo sentindo-se bem por estar presente para os outros ou sacrificar-se para estar presente para os outros, o ato de salvamento depende fortemente de *deveres*, obrigações, chantagem emocional e do medo de olhar muito para si próprio a ponto de resultar em alienação ou abandono. Como resultado, isso prioriza ser e ter uma boa imagem sinalizando boas intenções ou se sacrificando desnecessariamente, mesmo quando isso significa sentir que você não é ninguém se não estiver fazendo coisas pelos outros.

Quando você reluta ou não diz *não*, é porque acredita que é seu dever dizer *sim*; caso contrário, é como se estivesse machucando a pessoa ou deixando-a em apuros. Ao se sentir necessário, você teme que ela não consiga gerenciar, que o problema não seja resolvido sem você, ou que você não sobreviva e seja dispensado por dizer *não* naquela ocasião. No final, é tudo

SALVADOR

uma questão de parecer e ser bom e útil por meio do altruísmo, pois o *não* parece egoísmo e uma violação de um código ético.

Em vez de se envolver na vida e nos problemas das pessoas de um ponto de vista em que você é você mesmo e deixar que isso dite o seu *sim* e o seu *não*, você assume a *persona* de um autossacrifício, disposto a largar tudo, inclusive a si mesmo, supostamente sem esperar nada em troca. Você pode ser um Salvador vitalício que, seja por meio de características boas ou esforçadas, obteve um nível de propósito e valor ou quis ajudar e salvar, mas necessita de validação, reconhecimento, relacionamento ou experiência que você sente que, em algum nível, o fariam se sentir completo.

A necessidade de ser necessário é o cerne de seus desafios porque cria uma motivação oculta. A identidade do Salvador parece tão altruísta, bem-intencionada e focada nos melhores interesses de outras pessoas que é inesperado que você queira algo de volta. Ao focar a imagem, você finge que não tem necessidades ou objetivos ou que as coisas não o incomodam, sem perceber como isso o torna inadvertidamente dissimulado. Seja precisando que sua virtude seja vista ou sacrificando-se pelo esforço, você não se deu conta de que, mesmo que esteja se doando, as razões são equivocadas. E assim você pode ficar cego, não apenas para o que o está machucando e indo além de seus limites, mas também para onde está se deixando invadir ou se intrometendo.

Gaby se sentiu humilhada e abusada por sua família, mas também culpada demais para dizer *não*. Reconhecer que suas ações não eram somente suas lhe gerou uma sensação de controle que a ajudou a sentir menos medo de ser dona de sua própria vida. Isso também mostrou que ela estava em um círculo vicioso de comportamento e a ajudou a ver que estava em conluio com o problema. Como muitos agradadores, ela era motivada a provar ou conseguir algo... que já tinha. Claramente tinha mais do que provado sua utilidade.

É claro que ajudar e apoiar e, quando for o caso, salvar alguém são coisas boas, que no entanto precisam ser feitas dentro de limites, caso contrário transformamos as pessoas em problemas para exercitar nossa bagagem emocional e o nosso ego. É por isso que há uma mudança na forma como os trabalhadores de projetos de caridade abordam a ajuda, porque, quando você continua vendo as pessoas como um problema, pode acabar desumanizando as próprias pessoas que deseja ajudar.[1]

Pode ser chocante perceber que você não é tão altruísta quanto pensava, mas isso é bom porque esse fingimento está matando seu espírito e possivelmente o exaurindo. Mas — e é aqui que começa a nossa viagem — se sacrificar não é o mesmo que *dar*, e, se você é sempre aquele que dá ou salva, então todo mundo tem que receber ou se vitimizar, e isso é uma porcaria de limite que não faz bem a ninguém.

Esses sentimentos e necessidades que você finge não ter e a crença de que as pessoas não apreciaram "tudo o que você fez" estão sinalizando que você precisa saber se ouvir e cuidar de si mesmo. Seu salvamento é um padrão duplo de agir como se você não tivesse necessidades enquanto eleva ou até mesmo exagera as necessidades de outras pessoas e o torna responsável por elas enquanto o torna sub-responsável por si mesmo. A *persona* de "poder" significa que você não deixa as pessoas entrarem e age como se fossem as únicas que podem ter problemas até que você se esgote, mas está entregando algo que não entrega para si mesmo enquanto também espera que os outros façam por você o que não faria por si mesmo.

Em algum nível, você raciocina que sempre vai ceder mais do que os outros ou que já fez tanto em sua vida que se tornou irrepreensível ou não deveria ser tão difícil para a outra pessoa retribuir mesmo que seja só um pouco.

Mas você está tentando gerar felicidade sem ser visto, sem se entregar verdadeiramente no sentido de delimitar e se permitir ser uma pessoa completa. Você finge que não sabe o que está acontecendo e não está sendo afetado, mas você também é importante, e isso não é algo que precise merecer. As pessoas não sabem quanto você se chantageia emocionalmente para fazer as coisas, e no final das contas, se você não se sentir genuinamente bem depois de ajudar, não se trata de uma ajuda: é uma obrigação.

SALVADOR

TEMAS COMUNS

- Ser parcial na manutenção ou na reabilitação de relacionamentos nos quais você acredita que sua presença por si só eleva os espíritos, com você se fazendo tão indispensável ou uma diferença tão positiva na vida do outro que a pessoa deveria ficar e não abandoná-lo porque, em teoria, ela não tem motivos para ir embora.
- Ter medo de incomodar os outros se você acha que isso fará com que eles o percebam negativamente ou não precisam de você, ou quando você não se sente no comando.
- Estar emaranhado com sua família e, portanto, estar à disposição deles ou imerso em seus dramas, o que às vezes resulta em negligenciar suas próprias responsabilidades e compromissos.
- Orgulhar-se de ser simpático e empático, e talvez se descrever como um empata e pensar que é errado não ajudar se puder.
- Talvez evitar relacionamentos íntimos com amigos ou parceiros românticos em razão da sua preocupação sobre como isso pode interferir no resgate se eles estiverem mais seguros e delimitados emocionalmente e, portanto, questionarem o seu comportamento assistencial.
- Tornar-se indispensável/útil para as pessoas com quem você não se dá bem e não desagradá-las (ou não parecer ou se sentir uma Pessoa Má), confrontando o que você não gosta ou o que o faz se sentir desconfortável.
- Desculpar as pessoas mesmo quando você sabe claramente que elas têm se comportado de maneira obscura e dar a elas uma centésima "segunda chance" para evitar aceitar a verdade.
- Agir como um *air bag* emocional em seus relacionamentos românticos, para assim proporcionar uma aterrissagem suave quando eles acabam de terminar um relacionamento, com você sendo o reserva, ou interiorizando todos os seus sentimentos, ou protegendo-os de ter de

enfrentar suas responsabilidades, seja consigo mesmos, seja no relacionamento, assumindo a maior parte do sofrimento.

- Disponibilizar dinheiro ou posses a parceiros românticos e amigos, mesmo que eles não tenham pedido, e depois buscar vingança quando o relacionamento azedar.
- Esperar ser o administrador quando um parente mais velho fica doente ou tem necessidades adicionais porque seus outros membros da família desaparecem ou assumem que você é o mais responsável ou que é "bom" em resolver coisas assim.

FORTALEZAS *E* DESAFIOS

- Ser bom em conectar pessoas, mediar, identificar e resolver problemas também significa possivelmente se envolver nos negócios das outras pessoas e se sentir excessivamente responsável por uma solução, ou se concentrar demais em encontrar outro problema, mesmo quando as pessoas querem seguir em frente.
- Ser aquele que vem à mente quando as pessoas precisam, possivelmente em todas as áreas da sua vida, porque você parece tão capaz, empático, solidário, orientado a soluções e assim por diante, deixando-o preso entre sentir-se necessário, valorizado e com propósito, e rotulado, humilhado, maltratado, mas com medo de não ser necessário.
- Ser muito resiliente no sentido de que você pode fazer o trabalho, tolerar muito e se dedicar a estar lá para os outros, mas ser excessivamente dependente dessa identidade de força significa que você não pede ajuda e tem medo de parecer fraco enquanto também espera que as pessoas percebam que está se afogando e interfiram, mas ainda reluta em aceitar ajuda mesmo quando é óbvio que você precisa.

COISAS A CONSIDERAR

- O esgotamento e a doença, incluindo doenças crônicas, por estar sempre à disposição, parando sua vida para cuidar da dos outros. *Eu sou tão legal… Estou apenas tentando ser… Eu só queria ajudar… Eles precisam da minha ajuda/apoio… Não entendo por que eles vêm até mim se não se preocupam em seguir meus conselhos… Estou exausto… Por que todos me procuram?*
- Quando sente que as pessoas se afastam, você manipula a situação para tentar fazê-las voltar, mesmo que realmente precisem partir, e talvez você alterne entre fingir estar livre da responsabilidade para, de repente, ser um fio desencapado de necessidades e agir como se não pudesse viver sem elas.
- Centralizar seus sentimentos, boas intenções e ações quando as pessoas apontam onde você errou ou as prejudicou, em vez de reconhecer o impacto de suas ações.
- Colocar as pessoas em pedestais, seja você mesmo, seja os outros. Além de ser como adorar falsos ídolos, quem não está no pedestal se sente abaixo do outro.

A ALEGRIA DE DIZER *NÃO*: MUDANÇA RÁPIDA

- Se, não importa o que você faça, nada ou muito pouco muda em um relacionamento ou situação, ou mesmo se as coisas parecem mudar por um tempo mas voltam ao *status quo*, é porque você está assumindo a responsabilidade por um problema que não é seu. Tentar ser a solução para o problema de outra pessoa nunca funciona porque a impede de aprender uma lição que precisa aprender e torna você excessivamente responsável por ela e sub-responsável por si mesmo. Não importa quão bem-intencionado você se considere, não importa quanto perceba que ela está sofrendo, você precisa respeitar os limites e tocar a sua vida, caso contrário não estará realmente *dando*.

- Verifique o raciocínio para o seu estilo de ajudar e de resgate. Sim, há um medo do fracasso ou do que pode acontecer com a pessoa, mas pense no que está acontecendo e se as coisas específicas que você fez estão ajudando essa pessoa, mas também quais problemas isso pode estar causando, não apenas para você, mas para ela.

- Se você puder ajudar ou se envolver apenas nos seus termos ou se receber algo em troca, faça uma pausa. Quando sentir-se confortável em um relacionamento depender de você se apegar a determinado papel, é um sinal de que está repetindo um padrão, não realmente ajudando e se doando em um sentido mais amplo. Como você poderia ajudar e apoiar sem ver isso como seu *trabalho* no relacionamento ou ter uma expectativa do que a pessoa deveria ser e fazer em troca?

7

SOFREDOR

Nos anos que se seguiram ao divórcio, o ex de Mariama a destruiu em todas as oportunidades, embora tivesse optado por não se envolver ativamente na vida de seus filhos com visitas consistentes ou com o pagamento de pensão alimentícia. Apesar de ser instada a seguir o caminho legal para proteger a si mesma e aos filhos e colocar alguns limites necessários na situação, ela resistiu porque não queria que as crianças pensassem que era o tipo de mãe que os impedia de ter um relacionamento com o pai. Ela pensou que ser uma boa mãe e não o perseguir pela pensão alimentícia nem limitar quanto ele poderia abusar dela o faria "ser legal" e parar com o abuso.

Em vez disso, ele aumentou sua campanha de assédio e abusos, culminando em uma briga terrível diante de seus filhos. Foi só quando ele se recusou a reconhecer a angústia e o impacto do estrago, incluindo o TEPT (transtorno de estresse pós-traumático), que ela finalmente traçou o limite. Por um tempinho.

Mas, mesmo depois de delimitar o acesso, Mariama ainda tinha a esperança de que ele tivesse seu momento de iluminação, no qual reconheceria todas as boas ações dela, pediria desculpas e consertaria as coisas. Ela ficou ressentida por ter de criar os limites e achou que era injusto, já que não tinha feito nada de errado. Ela achava que o sofrimento era o modo correto de fazer as pessoas pararem e mudarem de atitude e que isso demonstraria quanto se é uma boa pessoa, sem perceber que isso a mantinha atada a situações que machucavam a ela e aos seus filhos.

> O Sofredor usa a autoaversão e, consciente e inconscientemente, coloca-se em uma posição de dificuldade, angústia e frustração para ser "bom", para influenciar e controlar os sentimentos e os comportamentos de outras pessoas e chamar a atenção para uma necessidade.

O principal impulsionador e motivador para o Sofredor é, ironicamente, ser o melhor dos piores para se sentir seguro e digno e, portanto, *ter a necessidade de sofrer*. Embora os Sofredores possam sempre ter seguido esse estilo, também pode ser uma versão sofrida dos outros estilos em que a pessoa foi longe demais e se feriu com a própria espada. Eles continuam tentando demonstrar quanto são bons para tentar fazer com que uma pessoa os reconheça, aprecie ou ame da maneira que eles querem, mesmo que se exponham a mais danos e prolonguem seu tormento.

Os agradadores que sentem que sempre levam a pior e são rotineiramente perseguidos ou incompreendidos se reconhecerão nesse estilo e nas seguintes funções:

O Bode Expiatório	O Encrenqueiro / Rebelde
O Fraco	O Bagunçado
Aquele que não pode se dar bem	O Contador de Verdades
A Criança Problemática	O Forasteiro / Ovelha Negra

SOFREDOR

AS ORIGENS DOS SOFREDORES

Os Sofredores geralmente cresceram em um ambiente onde havia essa noção de que o sofrimento é o que faz de você uma pessoa boa ou melhor, ou onde as pessoas eram tratadas como problemas ou seus problemas eram ignorados ou minimizados, não importando quão agudos ou reais fossem. Falar positivamente sobre si mesmo ou sobre suas realizações poderia ser considerado arrogante, narcisista ou delírios de grandeza. Um adulto pode ter se martirizado ou tolerado maus-tratos de seu cônjuge ou mesmo de seus filhos, modelando essa atitude de suportar não apenas ser explorado ou abusado, mas também de ser autonegligente.

Eles aprenderam a construir uma identidade que essencialmente os tornaria os melhores em ser os piores. É como fazer com que se sintam "especiais", ainda que de forma negativa. Eles receberam atenção por deixar as pessoas descontarem seus problemas neles, ficando em segundo plano, ou por continuarem a aceitar o que alguém descarregava neles sem demonstrar que estavam incomodados.

Alguns chegaram a esse papel porque o copiaram de outra pessoa. Se a identidade coletiva da família era o sofrimento, às vezes podia parecer que eles estavam tentando superar um ao outro com quem tinha mais dificuldades. O Sofredor pode ter sentido que não deveria ter coisas "boas demais" para que não se afastasse dos membros da família, e, assim, a vitimização se tornou sua maneira de cumprir sua parte na família.

Pode ser que o esgotamento, a trapaça ou até mesmo se manter ao lado de um parceiro abusivo fosse uma medalha de honra, o que é como se deixar desmaiar no trabalho ou ficar esgotado pelos problemas de outras pessoas ou como se o relacionamento fosse algo a ser conquistado.

Alguns se tornaram Sofredores porque sempre foram o Problema, não porque realmente o eram, mas porque alguém próximo descarregou seus problemas neles ou fez deles um substituto para seus problemas. E assim o Sofredor,

113

embora odiasse ser tratado dessa maneira, aprendeu a valorizar o fato de ser o bode expiatório, pois era assim que ele era "necessário", ou por que tinha medo de ser abandonado e de não ter para onde ir. Era seu "trabalho" esconder as responsabilidades de outras pessoas e encobri-las sob a névoa de qualquer mentira que estivessem contando a si mesmos. De uma forma distorcida, ele esperava por retribuição e reconhecimento, que um dia a pessoa veria todas as suas mentiras e quão grande Sofredor ele era, mas em vez disso essa pessoa pode até negar que esteja sendo um bode expiatório em primeiro lugar e se tornar a vítima, sem nunca deixar de tratar o Sofredor como bode expiatório.

Pode ser que ele fosse o alvo de um irmão que nunca era punido, tornando a vida do Sofredor um inferno, mas também criando uma sensação de isolamento na qual todos os outros estavam contra ele. Talvez não tenha recebido crédito ou suas preocupações tenham sido descartadas, especialmente se fosse o mais velho e se deveria "dar o exemplo". Seu irmão pode ter sido capaz de mentir impunemente ou até mesmo de atribuir seus "crimes" ao Sofredor, e pode ter ficado claro que, não importava quão bom ele fosse, não importava quanto esforço fizesse, não importava quanto ele ajudasse ou tentasse evitar desconfortos, ele nunca estava agradando a ninguém e ninguém iria ficar do lado dele.

Se todos os olhos estivessem voltados para outra pessoa, talvez porque ela tivesse necessidades adicionais ou porque tivesse sido nomeada (ou considerada) a Favorita, o Sofredor pode ter aprendido a desempenhar o papel de Segundo Melhor ou Último da Fila, mas levado a, seja na infância, seja mais tarde na vida, se colocar em posição de sofrimento para tentar finalmente obter o apoio de que precisava. Depois de passar a infância e parte da vida adulta acreditando que era um grande problema ou um fardo e depois descobrir que isso não era verdade, ele continuou tentando obter o que lhe era devido, seja fazendo com que as pessoas validassem suas experiências e reconhecessem onde ele falhou ou lhe dando novos problemas para que fizesse um trabalho melhor e pudesse corrigir os erros do passado.

SOFREDOR

Pode ter sido que, quando estava doente ou passando por problemas, essa tenha sido a primeira vez em que ele finalmente teve a atenção de seus pais, ou mesmo que saber que seus pais estavam preocupados significava que pelo menos eles não estavam exclusivamente focados, por exemplo, no outro irmão. Às vezes, foi porque os irmãos competiam com seus problemas para ter a atenção dos adultos e o Sofredor era inconstante com eles ou que eles desistiram e o abandonaram, e então passou a agir de forma excessivamente responsável e como se não tivesse necessidades, o que resultou em uma vida adulta prematura.

Na verdade, ele pode ter percebido que a única maneira de se sentir conectado à família ou de desviar ou manter a atenção era tendo problemas, e, portanto, inconscientemente, ele não se recompunha ou continuava se metendo em situações e relacionamentos ruins para que alguém — por exemplo, seus pais — tivesse que intervir e ir em seu resgate. Isso significa que ele pode ter medo de não sentir dor, de sarar, porque assim perderá a atenção ou deixará outra pessoa sem seu papel. Ele pode até sentir que seguir em frente é abandonar, por exemplo, seus pais e, portanto, pode inconscientemente recair em um vício para que não precise crescer, mas também para que os pais não se sintam desnecessários. O pai pode, por exemplo, ser um Salvador que não percebe que existe um padrão cíclico.

O Sofredor também costuma aprender seu papel a partir de experiências de dor e trauma que não foram reconhecidas ou cuidadas, incluindo possivelmente ser chamado de hipocondríaco, então ele pode ter suportado dores para chamar a atenção para a negligência inicial e finalmente conseguir o que precisava. Pode haver essa sensação de injustiça de que outra pessoa era o Favorito ou a Prioridade, embora o Sofredor tivesse necessidades maiores. Isso pode ser particularmente doloroso se ele tiver vivenciado algo traumático e, mesmo assim, se a outra pessoa ainda tiver se mantido no foco, apesar de ter necessidades menores naquele momento. Mesmo quando o Sofredor estava avançando e alcançando o sucesso por conta própria, ele pode ter sentido a necessidade de frear e tentar fazer as pessoas reconhecerem o que não reconheceriam no passado. Pode ser que a família tenha ignorado ou feito vista grossa ao abuso ou fechado a hierarquia quando o Sofredor tentou fazer com que todos vissem o que estava acontecendo, efetivamente fazendo com que se isolasse do grupo e se sentisse abandonado. Ele pode ir e voltar com a família, tentando fazê--los ver isso, incluindo outras pessoas que também foram vítimas de casos similares, apenas para se sentir invalidado novamente.

Mesmo que não perceba, e mesmo que não saiba para que serve, ele está em busca de redenção. O Sofredor está tentando pagar a culpa sobre *alguma coisa* — por exemplo, por ter pais inadequados ou ter vivenciado eventos traumáticos, mesmo que não tenha sido culpa dele. Também tenta, no entanto, fazer com que as pessoas se sintam culpadas. Ao absorver a culpa e fingir ser culpado, tenta criar um ponto de inflexão com seu sofrimento para que outros tomem a ação.

À medida que o Sofredor tenta provar quão bom ele é e merece que suas necessidades sejam atendidas por meio da dor, pode parecer excruciante e muito impactante quando se depara com os fatos inevitáveis da vida, porque isso é sentido como uma rejeição de sua vitimização e de suas experiências. É algo como *Caramba, quanto mais eu tenho que sangrar aqui?* Pode haver uma sensação de estar preparado para o desapontamento e se machucar enquanto, ao contrário, se surpreende que alguém não goste dele, ou discorde, ou não esteja disposto a confortar sua dor.

Ele está, como todos os agradadores, tentando ganhar os créditos para limitar ou evitar qualquer coisa que o faça se sentir inseguro, mas também está preso entre querer o alívio da dor e usar a dor para tentar se conectar e ser cuidado. Quando as coisas não saem do seu jeito ou quando ele se sente subestimado e negligenciado, toda a dor não reconhecida irrompe novamente, e é algo como *Depois de tudo o que eu sofri, você teve a audácia de me tratar assim e ainda não me aceita!*, causando não apenas dor profunda, mas também raiva

SOFREDOR

pela falta de reconhecimento. Ele acha que, devido a tudo o que passou, as pessoas deveriam fazer concessões e evitar coisas como críticas.

O Sofredor acha difícil entender por que alguém não gosta dele, discorda ou por que não vai mudar apesar de seu sofrimento, sem perceber que a pessoa pode pensar que ele é falso precisamente por causa de sua disposição em sofrer. E as pessoas que gostam de explorar e ferir os outros se aproveitarão dessa necessidade de agradar por meio do sofrimento.

Quando usa seus limites como moeda de troca e se deixa tripudiar, o Sofredor sente-se compreensivelmente usado e abusado, mas também confuso quanto ao motivo de alguém não querer consertar as coisas e parar de se comportar dessa maneira ou porque ele não gostaria de um relacionamento com alguém que aceitasse tudo o que fosse jogado contra ele. O Sofredor pensa que a propensão ao sofrimento é amor incondicional. Ao reforçar qualquer papel que aprendeu na infância pelo qual se definiu, a rejeição zomba da mentira de que essa é a sua única maneira de ser. Em vez de dizer *não*, ele concorda com a situação, deixa que as violações se acumulem e os ressentimentos aumentem, e então usa isso para justificar uma saída abrupta ou uma erupção de raiva.

Isso cria uma dinâmica de sacrifício-ressentimento, que também está presente nos Salvadores, na qual os Sofredores continuam se sacrificando e se martirizando enquanto se ressentem por "ter de" fazê-lo. Eles querem que a outra pessoa mude e raciocinam que isso seria em benefício da pessoa, não reconhecendo que é o seu próprio desejo.

O Sofredor está esperando para ser resgatado e, quando isso não acontece, ele se machuca ainda mais na tentativa de tornar o resgate mais provável. Ele acha que precisa conquistar a felicidade e provar sua bondade por meio do sofrimento e que existe uma quantidade mágica de sofrimento que de repente fará com que tudo dê certo na sua vida. Em vez disso, está se preparando para mais dor sem perceber que, ao derivar uma identidade a partir do sofrimento, ele sente que deve continuar assim, o que o torna impotente e desamparado quando não precisaria ser.

117

VOCÊ SABE QUE O SEU ESTILO É SOFREDOR QUANDO...

- Seu principal meio de tentar obter valor próprio, agradar aos outros e fazer com que atendam às suas necessidades, desejos e expectativas é tentar provar quão bom e merecedor você é por meio de sofrimento e de necessidades.
- Você não diz *não* porque acha que não tem escolha a não ser aturar certas coisas, sente que ainda não conquistou o direito de dizer essa palavra, tem medo de que as pessoas irão embora e nunca atenderão às suas necessidades, ou você secretamente tem medo de ter de assumir a responsabilidade por si mesmo.
- Quando a vida não segue o caminho que você deseja, as pessoas o irritam, o rejeitam ou o desapontam; ou você não recebe validação e reconhecimento, você pensa em tudo o que deixou passar, nas chances que deu para eles pararem de fazer coisas que o machucam, tudo o que você suportou para provar quão bom ou amoroso você é (ou como você não é o que dizem que é), medo de que convençam as pessoas de sua maldade ou indignidade, ou de como você é culpado e não tem sorte ou nunca é bom o suficiente.
- Você diz às pessoas o que acha que elas querem ouvir (e às vezes o que *você* quer que elas ouçam) porque espera que se sintam culpadas e obrigadas a retribuir e atender a suas necessidades, seus desejos e suas expectativas.
- Você tem uma forte sensação de se sentir obrigado e culpado, então sente que é seu dever sofrer para fazer a outra pessoa se sentir bem consigo mesma ou permanecer preso em seu padrão para que isso não interrompa o *status quo* do relacionamento ou a dinâmica da sua família.
- Você acredita que o sofrimento é um sinal de quão bom você é e que, em algum momento, vai valer a pena e você finalmente obterá a validação e o reconhecimento que está perseguindo.

SOFREDOR

Esse estilo de agradador geralmente é o menos óbvio, porque você e até mesmo as pessoas ao seu redor não percebem que se trata de manter uma dinâmica dolorosa em cena na qual todos estão investidos em algum grau. E também que, dada a quantidade de dor que você está sentindo e por quê, você não acha que está agradando a alguém. Mas, em algum nível, sente que tem de ser assim para alguém e que, se parasse, isso se tornaria um problema.

Seu senso de identidade é derivado de ser a vítima e sofrer. Isso não significa que você não tenha sido uma vítima, mas o modo como você se percebe e o que espera dos outros e do mundo é visto através dessa lente, de que você é uma pessoa magoada ou foi penalizada demais pelo que você já suportou. O sofrimento depende fortemente de uma sensação de emaranhamento, *deveres e* quedas, e assim coloca a dor e a culpa acima de tudo, criando mais dor.

Quando você reluta em dizer *não* ou não diz *não*, é porque isso contradiz sua identidade de vítima. Você sente que não tem escolha sobre as coisas e não quer dar às pessoas mais uma Maldita Razão para ter um problema ou que o machuquem, então começa a se sentir maltratado, vitimizado e impotente.

Há um cansaço com o *não*, mas também, se você não está chateado com alguma coisa ou se sentindo vitimizado, não está mais atuando ou as outras pessoas não estão no papel delas.

Por causa do que passou e por se sentir repetidamente invalidado ou sentir que você é válido e apoiado apenas se estiver em perigo, a ideia de ser você mesmo parece complicada, até porque não tem certeza de quem é sem esses problemas ou sem ter outro drama no horizonte. Você talvez tenha aprendido a obter um nível de aceitação e segurança dessa posição e não quer perturbar o *status quo*, especialmente com a família, que pode depender dessa função, mesmo que ninguém admita. Mas, considerando quanto você sofreu, é como se dissesse *Eu comecei, então preciso terminar,*

119

e você vai montar esse burro até que ele desmorone. Seu sofrimento pode seguir um padrão semelhante (por exemplo, relacionamentos românticos tórridos, sempre a mesma discussão com a família), enquanto outras áreas de sua vida podem ser boas, ou pode ser um vale-tudo em que há drama surgindo em todas as áreas ou parece como se você deslizasse de uma coisa para outra.

Sentir que precisa sofrer é a raiz da sua dor. Nós, humanos, temos um amplo espectro de necessidades, mas o sofrimento não é uma delas. O sofrimento, porém, encobre outras necessidades, e você oscila entre a negação e a revelação. O sofrimento é como você se conecta e tenta obter atenção, carinho e outras coisas, e isso é como se você realmente não sentisse que pode fazer ou ser algo sem ter de se sentir mal em determinado grau. Você tenta influenciar e controlar os sentimentos e o comportamento de outras pessoas com seu sacrifício, mas isso o expõe a mais sofrimento. Quando tem uma mentalidade de que a luta e a dor são provas de esforço e bondade, você não se permite estar em situações que não sejam dolorosas. Você involuntariamente, e às vezes deliberadamente, se coloca em perigo ou se força a sofrer.

É o que vimos com Mariama, que tinha meios para isolar seu ex, mas isso significaria não ter a identidade de ainda ser injustiçada por ele. Ela não havia percebido que estava agindo como se fosse uma participante das Olimpíadas do Sofrimento, nas quais a medalha é dada a quem provar que sofre melhor. Sim, o ex dela tinha um comportamento obtuso, abusivo e injusto, mas, ao se apegar a seu papel de sofredora para tentar fazê-lo enxergar, ela estava perdendo o ponto de que precisava criar limites para seus filhos e para seu próprio bem-estar.

As pessoas suportam dor, problemas e traumas, sofrem por um tempo e, sim, às vezes por não fazerem nada, sofrem desnecessariamente por causa do que os outros guardam, apesar de terem o poder de consertar a situação, como o que vemos com a pobreza, a fome ou o acesso a cuidados de saúde. O sofrimento, no entanto, não é algo para ser usado como um distintivo de honra ao mérito ou uma reivindicação pelo que você acha que lhe é devido, sem reconhecer o que também está fazendo a si mesmo. Você encobre seus objetivos sendo legal e sofrendo, mas não enxerga o ponto no qual quer que a pessoa pare de machucá-lo para que você possa se sentir melhor sem ter de assumir o que está fazendo a si mesmo, impedindo-se de delinear seus limites. Não há como negar que você já passou por muita coisa, mas a ironia é que o seu sofrimento é negação porque a identidade não permite que você tenha acesso a apoio, recursos, relacionamentos e coisas que diferem da sua identidade, assim o seu estilo de agradador prolonga seu sofrimento. Embora você possa ter algumas dessas coisas, inconscientemente está se impedindo de se "fartar", porque isso não se encaixa na sua identidade. É também por isso que você pode se sabotar quando situações ou pessoas mais saudáveis se apresentam, porque isso não corresponde aos seus sentimentos de valor.

O que você está fazendo não é legal, e ninguém é obrigado a "agradá-lo" dessa maneira. O sofrimento é um conto de fadas em que o Bom Sofredor suporta a dor em uma aposta na qual você perde agora para ganhar muito mais depois, mas continua perdendo ainda mais de si mesmo. Os limites, que muitas vezes você vê como punição e indução de culpa, são exatamente o que o libertará e o protegerá.

TEMAS COMUNS

- Pensamentos típicos como *Eu tenho de ser o último. Sou um azarado. A culpa é minha. As pessoas só querem me ferrar. Não tenho escolha a não ser suportar isso. Eu amo demais. Isso é o melhor que eu posso ter. Eu só fiz o que eles queriam. É melhor que outra pessoa seja o centro das atenções; talvez eles me enxerguem um dia.*

- Deixar-se ser ferido, para não se permitir aproveitar demais as coisas ou se sentir muito desapontado se tudo der errado, e culpar as coisas que deram errado por relaxar demais.
- Postar eventos conflituosos de sua vida nas mídias sociais para dar dicas sobre o seu sofrimento, possivelmente preocupando entes queridos que então se aproximam.
- Sentir-se ofendido por alguém e então quase fazer campanha para que as pessoas fiquem do seu lado, mesmo que não seja necessário, em uma mentalidade muito de *ou você está comigo ou está contra mim*.
- Temer, em algum nível, que, se você se permitir curar-se, crescer e aprender "demais", as pessoas que o machucaram não enxergarão seus erros ou poderão até mesmo levar o crédito pelo seu progresso.
- Manter contato com seus ex ou outras pessoas que você não quer ter por perto, que vão explorá-lo para obter favores ou acariciar seu ego, porque você os mantém tranquilos para que não o machuquem (ou para que não se transformem em uma pessoa melhor sem aviso quando você não está por perto para se beneficiar disso).
- Acreditar que "dor é amor" e pensar que deve haver algo inerentemente bom em alguém que se machucaria na tentativa de amar aos outros e, involuntariamente, ser atraído para relacionamentos dolorosos nos quais você sente que, quanto mais se machuca, mais isso significa que está apaixonado.
- Colocar as pessoas no papel de Salvador/Reparador/Ajudante/Curandeiro e depois ficar ressentido quando elas o tratam como uma vítima, assumem o controle ou não atendem às suas expectativas, e então elas se tornam o Problema.
- Supor que todo mundo está melhor do que você, tanto que você não enxerga as vitórias de um ente querido ou mesmo o impacto de suas ações porque está envolvido demais com sua dor e seus esforços.
- Evitar relacionamentos por vários anos, sentir-se protegido, conhecer

SOFREDOR

alguém que demole seus muros para ganhar sua confiança, apenas para se machucar com esse relacionamento intenso e doentio e recuar confuso sobre o motivo de você ter se machucado novamente. E de volta ao começo e repita tudo de novo.

FORTALEZAS *E* DESAFIOS

- Você pode parecer muito durável e resiliente, não reclama de ter muitas tarefas e pode gostar do desafio de resolver problemas e organizar, *mas* pode achar difícil se comunicar quando não tem capacidade ou quando algo errado não é de sua responsabilidade.
- Embora possa ser um contraste total com o sofrimento, você pode ser independente, autossuficiente e confiante, mas isso pode significar manter as pessoas distantes ou se isolar.
- Você aceitará mais ajuda do que a maioria dos outros, mas pode sentir a necessidade de fingir incompetência ou se deixar ser o projeto de estimação de alguém para continuar recebendo ajuda ou conexão.

COISAS A CONSIDERAR

- Permitir que as coisas se avolumem para criar uma emergência. É como quando alguém exagera um acontecimento porque acha que a verdade por si só não basta. Sua necessidade é suficiente por si só, sem expô-lo a dores desnecessárias.
- Não se permitir aprender com um erro ou uma falha do passado que você provavelmente exagerou ou distorceu e, em vez disso, se reprimir, mergulhando de cabeça na preocupação, tentar novamente e se expor a uma dor futura ainda maior.

123

- Enxergar o esgotamento como uma medalha de honra e, portanto, não se sentir responsável pela identificação de suas causas.
- Ficar obcecado quando se sente como se tivesse sido descartado e esquecido por alguém por quem você sofreu muito.

A ALEGRIA DE DIZER *NÃO*: MUDANÇA RÁPIDA

- E se você não for a melhor ou a pior pessoa e, em vez disso, for apenas humano? Existem maneiras muito melhores de se sentir bem consigo mesmo do que tentar ser superior segurando a medalha de ouro olímpica da bondade conquistada pelo sofrimento ou exacerbando a inferioridade ao dar a si mesmo o grande prêmio por ser o Melhor dos Piores. Isso não significa que não tenha passado por coisas ruins e que certas pessoas não tenham se aproveitado ou abusado de você, mas isso não faz de você "o Melhor ou o Pior"; apenas o torna humano.
- Pergunte a si mesmo: *Quem sou eu sem esses problemas?* Às vezes, alguns dos problemas que temos fazem parte de nossa identidade. Eles atendem aos papéis que desempenhamos em nossa vida. Portanto, se deixamos de ter o problema, deixamos de desempenhar o papel. Mas, se derivarmos identidade, valor e propósito desse papel, esse é o objetivo por trás dos nossos problemas.
- Avalie o que você sempre nota e valoriza nas pessoas ou o que tende a frustrá-lo e perturbá-lo em seus relacionamentos interpessoais. Isso lhe dirá o que você *precisa*.

PARTE 3

OS SEIS PASSOS PARA ENCONTRAR A ALEGRIA NO NÃO

A alegria de dizer *não* tem a ver com a alegria que pode e vai surgir quando você se tornar uma versão mais honesta de si mesmo, preferindo escolher a seguir uma programação defasada. É um alinhamento entre quem você é e o quer ser, como você quer se sentir e continuar se sentindo e quais relacionamentos, oportunidades e atividades importam. Trata-se do impacto, do verdadeiro significado e das consequências de dizer *não*, e como isso o abre para receber uma vida que realmente parece ser a sua. Você escolhe estar vivo em vez de contar grandes mentiras e se esconder.

> Como você se sente, não apenas imediatamente após dizer *não*, mas nos dias, semanas, meses e anos que se seguem?
>
> Como o *não* permite que você ouça suas necessidades, expectativas, desejos, sentimentos e opiniões?

A ALEGRIA DE DIZER NÃO

> Para o que você está dizendo *não*?
>
> E ao que você, como resultado de se permitir
> dizer *não*, se permite dizer *sim*? O que torna isso
> possível e quem você consegue se tornar?

Apesar de seus esforços para agradar a todos para se sentir necessário, digno e com propósito e para evitar desconforto e dor, você também não encontrou alegria em dizer *sim* porque *não* tem dito não tanto quanto precisa e deseja. Então o seu *sim* não tem sido autêntico e amoroso consigo mesmo. Você foi ferido, provavelmente muito.

Às vezes você vai odiar a sensação de dizer *não*, não porque esteja errado, mas porque finalmente está sentindo seus sentimentos e reconhecendo como se sente desconfortável com a vulnerabilidade e a possibilidade de decepcionar os outros. Sua bagagem emocional está sendo revelada. Nesse momento, você lamenta a versão de si mesmo que costumava pensar que evitar o *não* era o caminho. Você se liberta um pouco mais dessa fantasia, das velhas histórias e dos julgamentos e fica um pouco mais leve porque está se curando, crescendo e aprendendo.

Pode ser tentador ficar em sua zona de conforto desconfortável porque você acha que pelo menos ela é familiar e certamente não pode piorar — até que isso aconteça. Tudo o que você está preparado para aceitar é o que você vai atingir, e alegria, paz e felicidade estão fora de sua zona de conforto enquanto agradador de pessoas.

Deixe de buscar gratificação instantânea e de brincar com seu bem-estar na esperança de ser recompensado. Você já tem experiência mais do que suficiente em dizer *sim* sem autenticidade, mesmo quando bem-intencionado e autoprotetor, para saber que isso causa mais problemas do que resolve. Agradar às pessoas pode aliviar a tensão no momento, mas, entre como você acaba se sentindo depois e a ressaca de médio e longo prazo,

OS SEIS PASSOS PARA ENCONTRAR A ALEGRIA NO NÃO

é hora de parar de tentar controlar os sentimentos e os comportamentos das outras pessoas e honestamente dizer *não* e *sim* para gerenciar os seus próprios. Vai levar tempo, mas vale o investimento em você mesmo.

Nestes capítulos finais, compartilho os seis passos para se recuperar do ciclo de agradar às pessoas. Cumprir todos os passos é poderoso, mas cumprir apenas um já ajudará a quebrar o padrão e, inadvertidamente, ajudará você a conquistar os outros. Vamos definir algumas expectativas realistas desde o início:

Não complique demais as coisas. Seja pensando que você não será capaz de ser gentil e amoroso consigo mesmo até mostrar que consegue dizer um *não* "direto", imaginando que cuidar dos filhos e ter limites é complicado ou esperar que você não deslize em algum momento, tudo isso atrasará o reconhecimento dos seus limites e a experiência de gerar mais alegria.

Não há um plano definido. Você terá de tomar medidas e deixar-se ser vulnerável ao desconhecido, e então vai aprender e se refinar à medida que avança. Isso significa ouvir a si mesmo, prestar atenção, estragar tudo, levantar e tentar novamente. Antes de dizer a si mesmo que não conseguirá ou que não tem ideia de como começar, olhe para si mesmo. Você tem andado por aí tentando agradar a todo mundo. Agora vai direcionar grande parte dessa sua capacidade em benefício próprio.

Você não precisa dar um grande salto. Isso não é menos importante porque pode ser desafiador e fazer com que você volte atrás. Em vez disso, estabeleça a intenção de ter um relacionamento mais delimitado e responsável consigo mesmo. Pequenos passos todos os dias se somam. O que você faz algumas vezes ou o tempo todo é mais importante do que o que faz ocasional ou raramente; portanto, quando você se apresentar com uma atitude de querer impor limites mais saudáveis, experimentará o efeito cumulativo

127

de investir em si mesmo. Você aprenderá o autocuidado de descobrir o que funciona e o que não funciona à medida que avança.

Recomendo que registre suas percepções e observações ao passar por essas etapas em um diário, no aplicativo de anotações do seu telefone, o que for mais fácil e acessível, porque, além de permitir que você reconheça o progresso — especialmente quando está sendo humano e duvidando de si mesmo —, isso se tornará sua enciclopédia pessoal do que funciona e do que não funciona. Um dia, não muito longe de hoje, você perceberá que não agiu automaticamente ao fazer algo que costumava doer. Talvez perceba que não lida mais com algo como costumava fazer. Progresso.

Vamos começar.

8

IDENTIFIQUE O SEU AGRADADOR

No outono de 2014, enquanto a epidemia de ebola se alastrava em seu país natal, Serra Leoa, convidamos minha sogra para ficar pelo que supúnhamos ser algumas semanas, mas acabaram sendo oito meses e meio. Eu não tive restrições com a visita dela porque nos damos muito bem, mas alguns meses depois eu estava pisando em ovos com sua infelicidade silenciosa para comigo. Quando finalmente ouvi suas críticas, primeiro por meio de meu marido e depois em um confronto literal entre ela e minha mãe, ao estilo de *Dinastia*, isso desencadeou uma ferida e uma raiva que me consumiram intermitentemente por mais de um ano. E, entre inicialmente me esgotar tentando manter uma casa irretocável e enfrentar meus sentimentos e meu comportamento dia após dia em meu diário, descobri meu prazer de uma maneira inédita.

Refletindo, reconheci que, embora gostasse e valorizasse meu relacionamento com minha sogra, minha raiva era o sinal de que em algum lugar ao longo do caminho eu havia investido demais em *finalmente* ser a filha adorada de outra pessoa — até perceber que não era. Incapaz de escapar da situação profundamente desconfortável ou de fingir estar bem, me vi forçada a examinar meus hábitos de agradar e meu "porquê" mais de perto.

A ALEGRIA DE DIZER NÃO

Quando os agradadores se sentem suficientemente chateados, magoados ou esgotados a ponto de abrir mão da polidez ou de parecerem legais para tornar sua posição conhecida, ou quando começam a reconhecer que têm problemas em dizer *não*, não é incomum que uma enxurrada de *falta de atividade* tenha início. Podemos explodir e descarregar ou disparar uma rajada de *nãos* como se fosse para compensar o tempo perdido, deixando-nos constrangidos ou envergonhados com o nosso comportamento. Ou nos sentimos confusos porque as pessoas com quem restringimos nossos *nãos* não aceitam isso de imediato, e então saltamos direto do crepúsculo para o nosso *felizes para sempre*. Mesmo que inicialmente nos sintamos energizados por nosso novo poder de dizer *não,* podemos voltar atrás quando sentimos que o tiro saiu pela culatra ou que não estamos obtendo os resultados desejados, apenas para nos sentirmos frustrados quando as pessoas inevitavelmente ultrapassam os limites ou com nós mesmos devido à falta de resultados.

Embora tenha sido necessário brigar com a minha sogra para analisar meus agrados de maneiras novas e profundas, foi olhar para o conteúdo dos meus dias e semanas durante esse período que ofereceu respostas e me ajudou a seguir em frente gradualmente.

Se não entendermos nossos hábitos de agradar, inclusive quando somos acionados para isso e nosso "porquê", continuaremos sendo pegos desprevenidos pelo piloto automático de nossos hábitos. É por isso que o primeiro passo para quebrar o ciclo de agradar às pessoas e encontrar o seu *não* é identificar o seu agradador, porque você não pode mudar o que não conhece e, até descobrir o seu não, não pode conhecer o seu sim.

É um exercício simples mas poderoso, composto de duas partes: durante uma semana, você reunirá informações sobre como e onde gasta o seu *sim*, o seu *não* e o seu *talvez* para obter uma imagem mais clara do cenário que não está funcionando. E então, na semana seguinte, você usará essa informação para tentar cortar seu *sim* pela metade.

IDENTIFIQUE O SEU AGRADADOR

Cada um de nós tem sua própria forma de agradar às pessoas, portanto essa etapa trata de responder à pergunta: *Como e onde os agrados se manifestam em minha vida?*

SEMANA 1: COLETE DADOS

O objetivo dessa semana é construir uma imagem de como você gasta a sua capacidade. Quando você é e faz coisas que refletem quem você é — seus valores e seus limites —, isso lhe dá energia. E, quando não, a energia está sendo drenada. E mesmo se você estiver tecnicamente fazendo as coisas que deseja fazer, se as fizer com pouca consideração pelo seu bem-estar, elas também se tornarão desgastantes. Então, por exemplo, você pode ser mãe ou empregada, mas precisa tentar ser as versões idealizadas que lhe foram vendidas pela mídia e pelo patriarcado? Você pode se exercitar ou sair, mas precisa exagerar?

Embora sempre existam coisas que você não é necessariamente louco para fazer, mas que são um pré-requisito para fazer outras coisas ou ajudam em sua casa ou funcionam no trabalho, a maior parte do que faz precisa ser conscientemente programada. Você precisa desligar o piloto automático e parar de ficar à mercê do que quer que a vida jogue em você.

Use o que for o mais fácil e acessível possível para anotar suas observações. Decida a quantidade de dados que deseja registrar. Por exemplo, você pode marcar cada vez que disser *sim*, *não* e *talvez* com um visto na coluna referente ou manter uma lista. Ao longo da semana, anote o seguinte:

Onde você se sente desconfortável? Observe onde isso se manifesta em seu corpo, quais sentimentos você tenta rapidamente abafar e se está tenso, ansioso, irritado e assim por diante.

O que gera energia e o que a exaure? Quando você diz *sim* automaticamente?

O que faz você ruminar ou ser autocrítico? Quais são suas fontes de ansiedade e preocupação?

Quais ligações e mensagens você tem medo de atender?

O que faz você se sentir sobrecarregado?

Quem tende a não apenas receber a maior parte dos seus *sins*, mas também se beneficia e espera que você sempre diga *sim*, mesmo que seja em seu detrimento? Esses são seu séquito de agradados, e é com eles que você deve estar particularmente atento ao seu *sim*.

Algumas coisas a ter em mente:

- Tente ter uma noção geral do seu padrão para ter uma imagem mais fiel da sua semana. Você não precisa tentar ter a última palavra em todos os *sim*, *não* e *talvez* — ser perfeccionista —, mas coletar o máximo de dados possível desde o início até o final do dia.
- Você não precisa rastrear cada *sim*, *não* e *talvez* conforme eles acontecem. Pode ser que a cada uma ou duas horas você reflita e atualize rapidamente sua lista.
- Você precisará ir um pouco mais devagar do que de costume porque está visualizando o conteúdo do seu dia. Estou falando de segundos, não de minutos ou horas.
- Não confie apenas na memória para reconhecer seus hábitos. Se isso funcionasse, você não precisaria ler este livro!
- Como esta é uma semana de observação, não se pressione para começar

IDENTIFIQUE O SEU AGRADADOR

a mudar as coisas. Obviamente, se você está em posição de dizer *não*, vá em frente!

Passe alguns minutos todos os dias revisando seus dados e anotando observações específicas sobre o dia. Listas já são suficientes, mas parágrafos são mais do que bem-vindos. Observe os temas da sua semana — por exemplo, os tipos de perguntas ou situações, seu raciocínio, as pessoas envolvidas, a hora do dia. Como você faz determinada coisa é como você faz muitas outras. Se você criar atalhos e adiar a atenção a necessidades básicas, como ir ao banheiro para fazer o que quer que esteja fazendo, isso é uma metáfora de como você trata suas outras necessidades. Você verá temas para os seus sentimentos, pensamentos, ações e escolhas.

A sua capacidade se altera no curso do dia e da semana. Muitas pessoas antecipam a sobrecarga de sua rotina já se comprometendo de antemão com muita coisa logo no início da semana, possivelmente em razão de terem descansado um pouco e tentarem compensar. Dentro de um ou dois dias, já estão esgotadas e fazendo contagem regressiva para a próxima folga, ou continuam entulhando sua rotina e torcendo para darem conta. Aprenda a identificar padrões para que você capitalize sobre as suas capacidades e descanse, além de assumir menos coisas quando for possível. Compreenda como você vive e trabalha, como diz *sim, não* e *talvez* de um modo que se concilie com suas necessidades em vez de tratar a si mesmo como uma máquina.

IDENTIFIQUE O SEU ESTILO DE AGRADADOR

Bondoso: preste atenção às situações em que você se encaixa automaticamente no desempenho de papéis esperados, nos quais tenta parecer uma boa pessoa e se convence a fazer algo por causa de como acha que pode ser percebido se não o fizer.

Esforçado: preste atenção em quando você perde automaticamente o controle de dar 100% e quando assume coisas demais dizendo *sim* primeiro e só depois assimilando o que está envolvido ou o seu supercomprometimento.

Desvencilhador: preste atenção em quando você responde automaticamente às coisas e, mesmo que pareça vago, à sensação de que a outra pessoa desaprovará ou ficará aborrecida ou chateada se você disser o que realmente pensa ou sente.

Salvador: preste atenção quando você automaticamente assume responsabilidades ou se envolve e quando não acha que algo será feito ou que as pessoas vão se virar sem você.

Sofredor: preste atenção quando você prevê automaticamente que haverá um problema se disser *não* ou expressar o que precisa ou deseja e em que situação se sente resignado, impotente ou desamparado.

SEMANA 2: COMECE A DIZER *NÃO*

Essa semana é sobre testar o seu *não*, tentando cortar o seu *sim* pela metade para que você possa ter uma noção de quando pode dizer *não* sem que o céu desabe, e também perceber quem e o que desencadeia sua ansiedade

IDENTIFIQUE O SEU AGRADADOR

e resistência, bem como por quê. Você não reduzirá necessariamente seu *sim* em 50%, mas, ao passar pelo processo de identificar a metade e contemplar a possibilidade de dizer *não*, você terá uma imagem mais completa de seu hábito de agradar. Você pode se surpreender com o que pode dizer *não*, mas também encontrará clareiras em que atualmente acha quase impossível dizer *não*.

Algumas dicas rápidas antes de começar:

- Você pode estar farto de agradar e pronto para botar fogo no seu antigo modo de vida ao cortar o seu *sim* em mais da metade. Também aponto que, no extremo oposto, a ideia de reduzir seu *sim* em 10% pode enchê-lo de ansiedade. Por favor, abrace a experiência desse passo e a utilize como oportunidade de ouvir e respeitar a si mesmo mais do que costumava fazer — e aprenda com isso quando não o fizer.
- Definir a intenção de reduzir o *sim*, pois isso vai prepará-lo para perceber oportunidades.
- A menos que você interaja com apenas uma pessoa ou seja alguém que apenas maximiza o seu *sim*, não direcione todos os seus *nãos* a uma só, pois você pode estar focando nela por achar que essa pessoa é a "mais fácil".
- Comece pequeno e vá crescendo. Por exemplo, talvez você comece escolhendo onde quer jantar ou escolhendo um horário de reunião que seja adequado para você, em vez de dizer que tanto faz.
- É irreal esperar que o *não* lhe seja confortável ou bom imediatamente quando você tem associações negativas e está adentrando em um território desconhecido. Dê tempo ao tempo. Observe como os sentimentos sobre o *não* mudam ao longo dos dias, bem como as reais consequências disso. Então, se você disse *não* no primeiro dia e depois entrou em pânico, agora que está no segundo dia ou mais adiante, o que realmente aconteceu?

EXEMPLOS PARA DIZER NÃO SEM DIZER A PALAVRA *NÃO*

Eu não tenho capacidade de assimilar isso agora.

Não posso aceitar mais nada hoje. Não estou disponível.

Não vou conseguir.

Eu já tenho planos. Vou precisar de mais tempo.

Não gosto muito de [zumba/álcool/sexo a três], mas obrigada por me perguntar!

Não rola para mim./Não curto muito./Obrigado por pensar em mim, mas não poderei comparecer/fazer isso.

Obrigado por perguntar, mas não estou fazendo [insira aqui o que lhe foi pedido] enquanto [insira o que você está fazendo] (por exemplo, "Obrigado por perguntar, mas não vou a encontros de colegas de trabalho quando meus filhos estão em férias.").

O que funciona para mim é… Deixe-me ver o que posso fazer.

Já estou trabalhando em um [projeto/tarefa] que ainda tem X minutos/horas/dias/semanas pela frente. Você quer que eu continue ou arquive para [assumir o novo projeto/tarefa]?

PERCEBA...

- Quando você diz *não* e tudo vai bem ou nada de "ruim" acontece.
- Quando você sente a necessidade de contar uma longa história para justificar o *não*.
- Quando você diz *não*, mas depois se sente tentado a voltar atrás e dizer *sim* para não ter de lidar com a tensão.
- Quando você se envergonha por dizer *não*.
- Quando você se sente aliviado.
- Quem quase assumiu como conclusão precipitada que você diria *sim* e se eles ficaram chateados com você por ter dito *não*.
- Quando você se preocupa e por quê.

Não importa quão pequeno você considere o não, certifique-se de reconhecê-lo e apreciá-lo porque se trata de um progresso — e muito maior do que você pensa. Construir o hábito de dizer não também nasce de dizer isso em pequenas doses que se somam.

Se você não disser não quando esperava conseguir, tudo bem! Tudo a seu tempo. Haverá outra oportunidade. Observe os sentimentos, o processo de pensamento ou as circunstâncias para que saiba com o que está trabalhando e possa se tornar mais consciente.

RECONHEÇA A SUA ANSIEDADE

Agradar às pessoas é um código para *estou/estava ansioso* com alguma coisa. Quando você perceber que o seu agradador interior está presente ou o reconhecer posteriormente, entenda por que você está ou estava ansioso. Por exemplo: *Estou ansioso pois podem não gostar de mim. Estou ansioso em não decepcionar as pessoas. Estou ansioso que a pessoa me machuque ou eu tenha problemas.*

Reservar um tempo para reconhecer essas coisas não apenas lhe dá a oportunidade de cuidar de si mesmo, explorando o que você realmente precisa, deseja, espera, sente ou pensa nesse caso, mas também impede que você se engane acreditando que seus sentimentos, a resposta que você se sente tentado a dar, ou o que está prestes a fazer ou já fez se resume em "agradar" àquela pessoa ou fazer o que é certo para a situação ou o relacionamento. Lembre-se de que por trás dessa ansiedade não está apenas uma parte de você que deseja controlar o incontrolável de alguma forma, mas a velha raiva sobre algo. Portanto, estar mais atento permite que você processe a raiva em vez de reforçá-la.

Quando me sinto particularmente ansiosa e inquieta depois de dizer *não*, eu me reequilibro abrindo a porta da frente ou olhando pela janela. Por dentro, parece que o botão do Juízo Final foi acionado. Mas na realidade, quando vê que o mundo não está em chamas, você reconhece que está tudo bem.

APÓS A EXPERIÊNCIA DE DUAS SEMANAS

Agora você terá maior consciência e sabedoria de como gastar as suas capacidades e quando precisa dizer *não*, bem como o seu "porquê" e o impacto tangível de seu *sim* em seu bem-estar emocional, mental, físico e espiritual. Você pode ver a relação entre como você gasta seu tempo, energia e esforço e como isso o afeta emocionalmente, mas também vê como a maneira como você se sente afeta a quantidade de energia e esforço que pode colocar e como é melhor gastar o seu tempo.

Conduzir esse experimento não é tentar dizer *não* por uma semana e depois voltar para o que você fazia antes ou esperar que o *não* aconteça

IDENTIFIQUE O SEU AGRADADOR

sem que fique muito desconfortável. É o primeiro passo para recuperar a si mesmo, tornando-se alguém que busca agradar às pessoas, alguém que reconhece que teve o hábito mas está empenhado em reconhecê-lo e a si mesmo para que possa quebrar o padrão.

Não tenha pressa e não se pressione para "consertar a sua vida" em quinze dias, porque certamente você não chegou a esse ponto em tão pouco tempo. Isso não significa que vai demorar tanto assim até que esse hábito seja quebrado — não vai —, mas tentar acelerar as coisas é outra forma de pegar atalhos e evitar a vulnerabilidade, e afinal foi assim que você chegou aqui. Trata-se também de adotar uma abordagem holística em que, em vez de tratar você ou sua vida como um problema a ser resolvido, você usa uma maior compreensão de sua capacidade para honrar quem você é e como deseja ser; as coisas, os relacionamentos e os objetivos que são importantes para você; e a maneira como você quer sentir e continuar sentindo.

Trata-se de uma jornada. Às vezes, você ainda vai agradar às pessoas. Diabos, eu sei que vai. Mas você o fará cada vez menos e aprenderá com os momentos em que o fizer. Você descobre quem você é descobrindo quem você não é, então use esses dados para praticar o discernimento. Ao se dar a oportunidade de reconhecer e aprender como e onde investir suas boas qualidades, seu tempo, sua energia, seu esforço e suas emoções nas pessoas e situações certas, sendo mais intencional e autêntico, você se trata como uma pessoa digna e valiosa. Você também ficará cara a cara com sua bagagem, e é nisso que vamos nos aprofundar no próximo passo.

ABRAÇAR LIMITES SAUDÁVEIS

- As coisas para as quais você diz *não* definem as coisas para as quais pode dizer *sim*. Bons relacionamentos, empregos e oportunidades, senso de identidade e sentimentos alegres não se encaixam em limites

139

de merda, então, em vez de julgar a si mesmo (ou aos outros) por ter limites em suas capacidades e precisar discernir, veja isso como uma permissão para respirar e seja mais você mesmo.

- A capacidade de cada um é pessoal e varia de um dia para o outro porque suas circunstâncias pessoais, incluindo qualidade do sono, seu metabolismo, autocuidados, estresse, e assim por diante, afetam sua capacidade, então aprenda a reconhecer a sua.

- Não compare suas capacidades com as de outras pessoas que parecem fazer "mais" ou serem revestidas de Teflon porque você não conhece o preço de suas escolhas.

- Pode ser frustrante quando as circunstâncias, suas condições pessoais, afetam suas capacidades e até mesmo fazem você sentir que ficou para trás ou que suas opções foram reduzidas. Mas, se você não ouvir seu corpo e aprender a respeitar o que quer que esteja acontecendo com ele e com sua vida, terá ainda menos capacidade devido à potencialização do que quer que esteja acontecendo. Se você parar de jogar contra si mesmo, será incrível notar o aumento da sua capacidade porque também se tornará mais perspicaz.

- Se você sabe que certas coisas consomem suas capacidades, mesmo que goste delas, abra espaço em sua agenda, planos e expectativas para acomodar isso. Por exemplo, se você tem um evento, sabe que precisa ter uma semana mais calma, incluindo alguns dias mais tranquilos após o evento.

- Embora dizer *não* não resolva algo 100%, às vezes é um começo que lhe dá espaço para respirar e decifrar seus outros *nãos* ou descobrir para o que você quer dizer *sim*.

- Nem sempre você vai conseguir fazer tudo o que planeja que deveria fazer. Mantenha uma lista de "O que eu fiz hoje", especialmente se você tende a não ser realista sobre quanto tempo dispõe ou quanto tempo as coisas demoram.

IDENTIFIQUE O SEU AGRADADOR

O *NÃO* NÃO É PROBLEMA

Natalie, não tenho tempo. Qual é o mínimo que posso fazer?

- Escolha uma coisa que você faz diariamente (ou faz automaticamente quando ela se apresenta) e represente a protelação das suas próprias necessidades — esvaziar a máquina de lavar louças ou fazer faxina em vez de trabalhar em seu projeto do coração, por exemplo. Concentre-se apenas nisso e desacelere um pouco para perceber o que você sente, pensa ou faz. Pergunte a si mesmo: *Por que estou fazendo isso? Tenho de fazer isso agora ou dessa maneira?* Como você faz determinada coisa é como você faz muitas outras. Escolha um aspecto disso para executá-lo de maneira diferente e experimente por uma semana ou mais. Aprender a deixar a louça para depois de fazer o que você precisa fazer ou deixar para outra pessoa fazer pode ser uma grande surpresa.
- Qual *sim* ficou na sua cabeça apesar de ter acontecido horas ou mesmo dias atrás? O que isso está dizendo sobre o *não* que você precisa dar na próxima vez ou quando precisa estabelecer mais limites?

Vivemos em um mundo em que estamos todos mais ocupados do que um CEO, mas, se você ainda estiver ocupado demais para tentar qualquer uma das sugestões, seja honesto sobre por que projetou sua vida de tal maneira que o deixa com a sensação de que nunca tem tempo.

E as coisas com as quais já concordei que estão na agenda e as quais não posso (ou não quero) mudar?

Você é o administrador das suas capacidades. Não se trata de dizer *não* para coisas que você quer ou realmente precisa dizer *sim*. Se você tem compromissos para a próxima semana e legitimamente não pode mudar nenhum deles, para o que mais precisa dizer *não* para facilitar sua presença

141

de uma forma que apoie seu bem-estar? Pode ser dizer não para ficar acordado até tarde e dizer *sim* para tomar ar fresco e garantir que faça refeições e lanches, o que significa dizer *não* para trabalhar ou correr o dia todo sem fazer pausas. Você talvez tenha de dizer: "Ei, estou muito ocupado esta semana, então, a menos que seja realmente urgente, terá de esperar até a próxima ou você terá de pedir a outra pessoa". Se você está tão lotado e comprometido que *não* pode dizer não, não aceite nenhum novo *sim* (para coisas semelhantes) para essa semana e esteja atento a como você programa as semanas subsequentes, em vez de repetir a mesma rotina.

Sinto-me sobrecarregado e não sei por onde começar. Socorro!

Sou alguém que costumava ser cronicamente sobrecarregado e ocupado com uma lista interminável de tarefas, então entendo você. Sabe o que me fez acordar? Reconhecer que não há nada naquela lista ou na minha agenda que eu mesma não tenha colocado lá, seja por imposição a mim mesma ou por concordar diretamente, ou por obediência ou silêncio. Eu sei, é uma droga, e para os outros parece fácil tomar essa decisão — Deus sabe que às vezes me ressenti com meu marido e meus filhos por me "dar" tanto para fazer —, mas você é o administrador das suas capacidades. Você deu o passo mais importante, que é reconhecer a sua opressão — algumas pessoas nem percebem isso e pensam que o normal é o modo Coelhinho Duracell. Observe sua agenda e sua lista de tarefas sem julgamento e decida o que é realmente obrigatório e o que tem origem na tentativa de cumprir ou de manter certa imagem. O cérebro não diferencia entre coisas que você precisa ou tem de fazer *versus* pensamento positivo e tarefas desnecessárias. Portanto, tire tudo da cabeça e coloque tudo no papel e identifique as prioridades reais. Se tudo é prioridade, nada é!

Como sei se estou acima das minhas capacidades?

Os sentimentos de agradadores comunicam que você está dizendo *sim*

IDENTIFIQUE O SEU AGRADADOR

pelos motivos errados e/ou que não está atento às suas próprias necessidades. Você está "lotado" e muito acima das suas capacidades. Se quase nada o energiza, você também está acima das suas capacidades porque gastou muito delas sendo drenado e não sobrou nada.

Acredito que eu deveria ser capaz de fazer mais e me preocupo por parecer preguiçoso. Se eu aceitar o que aprendi sobre as minhas capacidades, não vou chegar lá.

Não há nada de errado em ter objetivos e aspirações, mas o fato de que você se preocupa com a "preguiça" e pensa que "deveria" estar fazendo "mais" aponta não apenas para o seu condicionamento, mas também que você está se esforçando para cumprir a versão idealizada de si mesmo e pode ter perdido de vista um "porquê" genuíno enraizado em seus valores e limites. "Preguiça" é uma construção usada para explorar, abusar e desumanizar as pessoas para que elas obedeçam, trabalhem mais, gastem dinheiro, entrem em competição umas com as outras e não questionem um sistema desonesto. Olhe para si mesmo antes de se acusar.

E se eu for uma pessoa muito ocupada e fizer parte do meu trabalho (ou papel na casa) resolver os problemas dos outros?

Claro, seu trabalho ou emprego pode envolver ser uma pessoa de iniciativa, mas certifique-se de estar fazendo seu trabalho de verdade, cumprindo com suas prioridades e capacitando outras pessoas para resolver seus problemas sempre que possível. Você está criando trabalho desnecessário para si mesmo por meio da repetição, não delegando ou assumindo algo como sua responsabilidade quando não o é? Se você está resolvendo os mesmos problemas com as mesmas pessoas repetidas vezes, então não está resolvendo o problema. Como você poderia colocar limites em seu trabalho para que todos pudessem florescer? Se isso estiver acontecendo em casa, reveja quais são suas expectativas e *deveres* e certifique-se de não

143

assumir o controle de situações em que a pessoa possa se beneficiar ou até mesmo gostaria de realizar sozinha.

Passei por um momento difícil e tentei voltar ao normal, mas estou sofrendo para fazer o que fazia antes. O que eu fiz de errado?

Você não fez nada de "errado". Você não tem a mesma capacidade de antes, e possivelmente já estava acima das suas capacidades. Isso não significa que ficará nesse nível de capacidade para sempre, mas precisa reconhecer o que você e seu corpo precisam. Se, por exemplo, você está doente, passou por uma perda, está lidando com uma grande mudança ou várias — muitos de nós passamos por isso com a pandemia —, não pode esperar que suas capacidades sejam as mesmas de antes. Você precisará se ajustar em vez de se comportar como uma máquina, o que significa que precisará descobrir o que requer dizer não. Isso não significa que precise largar seu emprego, mas sim identificar onde gastou demais seu *sim* ou quando, no futuro próximo, precisará fazer uma pausa em algumas antigas expectativas.

É mais fácil dizer *não* no trabalho quando você é autônomo ou não tem dependentes. E quando você trabalha com ou para alguém para o qual o *não* é malvisto?

É mesmo verdade que você trabalha com ou para pessoas que têm tolerância zero para o *não*? Ou será que você mesmo não diz *não*? Seja honesto. Sou autônoma e fui a pior chefe que já tive porque não conhecia meus limites e tentava agradar a todos, e meu ego fazia com que eu exigisse demais de mim mesma. Com ou sem dependentes, eu — e muitos outros, preciso dizer — sofri para dizer *não*, então não se trata realmente das pessoas ou da situação, embora alguns possam exacerbá-la. Trata-se de como você se sente sobre o *não*. Se estiver trabalhando em algum lugar que proíbe o *não*, você precisará seguir seu rumo a médio ou longo prazo, senão vai se destruir.

IDENTIFIQUE O SEU AGRADADOR

Devo confrontar meu séquito de agradados ou cortá-los da minha vida?

Não. Quando percebemos quem tem se beneficiado, podemos nos sentir explorados e abusados. Mas confrontar ou eliminar sem varrer a sua calçada ou ser mais autêntico com o seu *sim* ou aprender a dizer *não* é fugir da responsabilidade. Reconhecer que você esperava que eles fizessem algo em troca ou quem você esperava que eles se tornassem ou mesmo reconhecer aquilo com o que você não teve que lidar enquanto eles estavam por perto ajuda você a recuar um pouco e a receber sua parte sem tirar nada deles. "Confrontar" sugere que você está apresentando a eles uma transgressão com o objetivo de fazê-los assumir ou pedir desculpas. Claro, você pode comunicar a eles que as coisas não funcionam mais como antes, que você está mudando e o que, se houver algo, você precisa que eles façam, mas também pode demonstrar e contar a eles tudo isso com o seu *não*. Não me interprete mal: se alguém é uma influência prejudicial à sua vida e o relacionamento não pode existir se você tiver limites mais saudáveis, distanciar-se ou removê-lo de sua vida pode muito bem fazer parte dos seus limites.

9

RECONHEÇA
A SUA BAGAGEM

Quando olho para trás, para o desentendimento com minha sogra, fica muito claro para mim que o meu relacionamento complexo com minha mãe e as formas inconscientes que aprendi para evitar as críticas desempenharam um papel importante na forma como interagi com minha sogra e o sentimento de injustiça e de traição que senti depois. E esses mesmos sentimentos me lembraram de uma infinidade de experiências que, até entrarmos em conflito, eu não sabia que ainda me dominavam.

Se você não descobrir as motivações pelas quais continua a pensar, sentir e fazer certas coisas que lhe causam dor e removem ou reduzem suas opções, não tem como escolher sua reação. Você não sabe por que está reagindo.

Quaisquer que sejam as especificidades do "porquê" que você começou a descobrir na primeira etapa, a razão pela qual você diz *sim* e evita o *não* da maneira que faz é sua bagagem emocional. Compreender o que impulsiona o seu "porquê", a bagagem por trás disso, é fundamental, porque então você pode lançar mão de um pouco mais de limites para quebrar o ciclo de agradar às pessoas e permitir-se evoluir para ser mais você.

Esse poderoso passo o ensina a começar a assumir responsabilidades,

RECONHEÇA A SUA BAGAGEM

ser mais atento e não levar a bagagem de outras pessoas para o lado pessoal, usando o reconhecimento de sua própria bagagem emocional como oportunidade de criar um limite melhor no presente.

EM QUALQUER SITUAÇÃO em que você se torna ansioso, medroso, culpado, irritado, sobrecarregado ou qualquer um dos sentimentos de agradador, quando você diz *sim* de forma inautêntica ou quando alguém o desencadeia, não é que a pessoa ou a situação não seja irritante, perturbadora, dolorosa ou o que quer que seja, mas você não responderia dessa maneira se não fosse por sua bagagem emocional. Embora, sem dúvida, as pessoas o irritem, confundam sua bondade com fraqueza, pressionem seus botões e o machuquem e o decepcionem, como você reage naquele momento e depois — especialmente quando sua resposta é automática ou deixa você se sentindo mal consigo mesmo ou preso — é que é a revelação da sua bagagem. Quando você perceber que tem agradado às pessoas porque reconhece ações, pensamentos, sentimentos ou resultados indesejáveis, e se acalmou o suficiente para ser um pouco mais autorreflexivo, é hora de perguntar: *Qual é a bagagem por trás disso?*

- De quem e o que essa pessoa ou situação lembra você?
- Em qual outra situação você sentiu, pensou e agiu de forma semelhante?
- Quando você aprendeu a responder dessa maneira? Ou quem lhe ensinou a dar essa resposta?

Cada vez que faz essas perguntas, você acessa informações do seu sistema de arquivamento mental (seu subconsciente) e do sistema nervoso. É possível que o que vem à mente reflita uma situação semelhante, mas também é possível que surja algo que você considera "irrelevante" ou "absurdo". Não é. O que quer que venha à mente é uma pista do que está acontecendo, porque é o que o seu subconsciente associa ao evento. Você

147

está se permitindo avaliar por que faz as coisas da maneira como faz há tanto tempo e então decidir se essa é a resposta com a qual deseja prosseguir. Agora você tem a oportunidade de não apenas reconhecer seu passado, mas também de se trazer para o presente para que possa ter uma resposta adulta e delimitada.

Lembre-se de que os padrões ocorrem quando você está vivendo inconscientemente, portanto, ao sair do piloto automático e se permitir conectar com o presente em vez de se comportar como se estivesse no passado, você interrompe esses padrões e começa a mudar e a acordar. Fazer isso quebra velhos padrões e atualiza o seu sistema de arquivamento mental.

Ao fazer a pergunta e reconhecer que você tem uma bagagem que influencia suas respostas, você pratica limites mais saudáveis. Você distingue entre seus pensamentos, sentimentos, comportamento, escolhas, corpo e "coisas" *versus* os de outra pessoa e, ao fazer isso, reconhece e entende que outras pessoas também carregam bagagens por trás de suas respostas.

Ao abordar a bagagem de outras pessoas, você também pode usar a pergunta para reconhecer e considerar a existência da bagagem delas. Isso não significa psicanalizá-las ou superempatizar e decidir que, porque você sabe que elas experimentaram X, agora não precisa impor um limite. Reconheça, naquele momento em que elas não respeitam limites ou lutam consigo mesmas ou algo assim, que são *seus* pensamentos, sentimentos, comportamento e escolhas que estão refletindo *seus* hábitos e *sua* bagagem. Em vez de falar sobre você e quão "agradável" tem sido ou não, reconheça a bagagem delas. Humanize-as. E então crie um limite mais saudável. Ao reconhecer a minha bagagem e a da minha sogra, parei de levar tudo para o lado pessoal, e agora estamos em um lugar muito melhor e *delimitado*.

Quanto mais seus limites refletem o presente real, mais seguro você passa a se sentir, mais suas respostas emocionais costumeiras se acalmam e

RECONHEÇA A SUA BAGAGEM

você começa a se sentir como alguém em quem pode confiar, e pode sentir mais seus limites e lutar por eles.

IMAGINE GUARDAR TUDO o que já possuímos desde o nascimento, incluindo as embalagens e seus resíduos. Seria uma bagunça avassaladora. Mesmo que acreditemos que tivemos muito pouco ou que não somos grandes consumidores, deixamos de lado coisas que não nos servem mais ou não funcionam mais, simplesmente porque as superamos ou encontramos algo que gera o mesmo resultado melhor ou mais rápido. Nossos gostos, necessidades e desejos mudaram ao longo dos anos, e o que temos (ou não temos mais) reflete quem fomos, quem pensamos que somos e quem gostaríamos de ser. É por isso que muitos de nós temos roupas que esperamos usar quando perdermos alguns quilos, itens de reforma acumulando poeira ou equipamentos de ginástica que planejamos usar, mas que nunca usamos. É por isso que temos coisas que talvez não façam sentido para outra pessoa, mas às quais nos apegamos pelo valor sentimental.

Apesar de nos tornarmos cada vez mais consciente do impacto de nossos níveis épicos de consumo em nosso bem-estar, casas, outros seres humanos e no planeta e nossa necessidade de sermos consumidores mais conscientes, não recebemos o memorando para aplicá-lo à nossa bagagem emocional. Esse resíduo emocional criado por velhas histórias, julgamentos, hábitos, mal-entendidos e sentimentos de eventos passados afeta como nos apresentamos hoje.

Todos nós temos bagagens emocionais que consideram erroneamente ter filhos de um relacionamento anterior, ser divorciado, não ter tido uma "boa" infância ou um histórico de "bons" relacionamentos como um grande nivelador que, independentemente do que pensamos, nos torna diferentes, melhores ou piores. Nenhum de nós está isento.

Graças ao fato de termos sido criados durante a Era da Obediência, além da falta de consciência da sociedade sobre como nossas respostas a

149

nossas experiências, nossos hábitos e traumas podem ter impacto vitalício em nosso bem-estar emocional, mental, físico e espiritual, não nos foi ensinado como administrar essa bagagem emocional. Como resultado, a maioria de nós continua como se pudesse acumular e guardar tudo sem lidar com isso, muitas vezes temendo o que está encoberto. E isso é compreensível, visto que fomos sistematicamente ensinados a desconfiar de nossos sentimentos e seguir em frente na busca de aceitação e sucesso.

Mas temos pouco espaço, e o lugar onde armazenamos alegrias, desejos e o que consideramos as coisas boas da vida é também onde armazenamos o nosso passado. Não há porão, sótão ou espaço vago em nosso corpo para guardar nossas experiências descartadas, desconsideradas ou enterradas; está tudo no mesmo "cômodo". Então, quando pensamos que estamos habilmente evitando a nós mesmos e evitando conflitos, críticas, estresse, rejeição, desapontamento e perda, estamos *adicionando* mais bagagem ao que ainda não foi processado.

Nosso corpo não foi projetado para acumular emoções não processadas e narrativas duvidosas que efetivamente nos levam a mentir e a nos negligenciar. Temos apenas um "espaço" limitado. Não há disco rígido externo para descarregar o que não queremos lidar internamente. Se pensarmos em nossa capacidade total e que tudo está sendo depositado no mesmo lugar, carregar nossas mágoas e culpas acumuladas é como tentar operar com um espaço de disco rígido que não existe. Nada funciona bem quando está sobrecarregado, mesmo nós, humanos, que agimos como se fôssemos máquinas. E assim temos de desempacotar, nos desapegar, processar e arrumar, permitindo uma evolução com limites mais saudáveis que nos ajudem a nos curar, crescer e aprender, caso contrário nossa bagagem emocional se manifesta em nossa saúde e em nossas atitudes, nossos pensamentos, nosso comportamento e nossas escolhas. Quando somos levados à erupção e acionados por desafios (algo que abordaremos na etapa final, "Aprenda com as erupções e os desafios"), isto é, na verdade uma grande

RECONHEÇA A SUA BAGAGEM

faxina. É por isso que as mudanças na fase da vida, como paternidade, menopausa e empregos, junto com colapsos, esgotamento, separações, redundância, luto e outras perdas, podem ser agentes de mudança forçada, mas também, se permitirmos, libertadores.

Se você quer se conhecer, se amar e confiar em si mesmo; desfrutar de relacionamentos mais saudáveis e mutuamente satisfatórios; para estar aberto a receber mais experiências que refletem quem você realmente é, terá de abrir mão de algumas coisas. Você não pode carregar tudo com você, por mais que tenha tentado, e sua atitude de agradador lhe diz que você está acima do limite.

Você não precisa se livrar de toda a sua bagagem emocional. Isso é impossível, até porque não podemos nos livrar de todas as nossas experiências e nossos sentimentos. Esse é um sinal de que estamos aqui. Dito isso, você não terá de acumular ou armazenar tudo como faz até agora se reduzir seu grau de agrados. Você terá espaço para lidar com os desafios da vida sem sentir como se cada coisa que aparece fizesse com que você oscilasse à beira do abismo ou despencasse.

Toda vez que você pergunta *Qual é a bagagem por trás disso?* e se permite evoluir um pouco em seus limites, você está revitalizando sua bagagem emocional e passando da resposta passiva agradadora para uma resposta mais assertiva e *ativa*. Isso transforma sua própria energia, seu bem-estar e a dinâmica de seus relacionamentos interpessoais, mesmo que algumas das pessoas neles continuem vivendo no passado.

Sim, terapia, exercícios, ioga, anotações diárias, meditação, cuidar de si mesmo — você entendeu — são úteis, mas, se você não aprender a começar a dizer *não* nem se permitir criar limites mais saudáveis, estará cortando a ponta da erva daninha sem arrancar também sua raiz.

151

NOSSOS RELACIONAMENTOS AJUDAM A NOS CURAR, A NOS FAZER CRESCER E APRENDER

Em vez de confrontar nossa bagagem emocional para não sermos subjugados por ela, nós a evitamos e construímos muros em vez de limites. Nossa obrigação em agradar é um muro que erguemos, como um resguardo em nos expor à possibilidade de sermos feridos da maneira que éramos antes. É uma defesa contra o passado que diz: *Não confio em mim mesmo, mas tampouco confio em você para que não me machuque, então deixe-me agradar às pessoas na esperança de que você não o faça.*

Achamos que estamos seguros em nossos limites quando dizemos às pessoas o que fazer ou as advertimos sobre como outras nos machucaram. O que estamos realmente dizendo é que *Ainda estou magoado e com raiva, então, se eu te avisar e te agradar, talvez você pense duas vezes antes de me decepcionar.* Achamos que estamos amando as pessoas ao tentar agradá-las o tempo todo ou quando evitamos conflitos. O que estamos dizendo é que *Fui ferido, então eu agrado você me machucando para que você não tenha motivos para me rejeitar ou me decepcionar.*

Continuamos tentando corrigir os erros do passado, interpretando papéis na esperança de que possamos recomeçar, de que as pessoas finalmente descobrirão como se comportar e que farão isso, em vez de sermos nós a sondar suas expectativas e nos sentirmos péssimos e enganados, pois eles também estarão cumprindo as nossas. A ideia é que, se pudermos fazer as coisas acontecerem da maneira como achamos que deveriam, obteremos a atenção, o carinho, a aprovação, o amor e a validação que buscamos mas que não recebemos. Então continuamos nos preparando para uma frustração de nossa fantasia, confinando nossas apostas em ser felizes por meio dos nossos agrados aos outros enquanto nos entulhamos com mais bagagens.

Nossas experiências estão aqui para nos ajudar a desempacotar, arrumar e a nos recuperar. Perceba todas essas experiências diferentes — as ótimas, as boas e as não tão boas — pelas quais você passou na idade adulta. Todas elas servem para tentar fazer você confrontar sua bagagem emocional. Seus relacionamentos interpessoais, em particular, vão gerar sensações relacionadas a hábitos de relacionamento que você aprendeu na infância, incluindo as identidades que assumiu com os papéis e o modo como você cria ou não limites. Eles farão com que a bagagem emocional venha à tona e revele velhas dores, medos e culpas que você ainda nutre. Isso não é porque você "não é bom o suficiente", mas porque está sendo convidado a ver o que não podia enxergar antes e parar de usar seu hábito desadaptativo de agradar às pessoas.

Seu método de agradar às pessoas revela o que precisa ser resolvido e curado para que você possa obter sua paz emocional. A maneira como se vê e como o mundo funciona representam velhos mal-entendidos aos quais você respondeu tornando-se um agradador de pessoas. Cada vez que se depara com os inevitáveis da vida, não significa que o mundo está tentando puni-lo ou fazê-lo parecer estúpido; ele está tentando fazer você dizer *não*. Está tentando fazer com que você tenha limites para que evolua em suas respostas e reflita quem você é no presente, a pessoa que deseja se tornar e os tipos de relacionamentos e experiências que deseja ter. Ao mudar suas respostas e sair do papel infantil, você não pode manter a atitude codependente de agradador porque agora sabe de sua responsabilidade e reconhece onde você termina e os outros começam.

Você superou suas antigas identidades. Agradar às pessoas não combina mais com você. Limites mais saudáveis funcionam melhor.

RECONHEÇA SUA BAGAGEM EM RELAÇÃO AO SEU ESTILO DE AGRADADOR

Bondoso: quem ou o que ensinou a você que manter as aparências e ser "bom" garantiria alcançar seus desejos ou que nada de ruim aconteceria com você?

Esforçado: de quem você ainda deseja obter atenção, carinho, aprovação, amor e validação?

Desvencilhador: quem ou o que o ensinou a ser a pessoa que não torna as coisas difíceis para ninguém?

Salvador: quem você não conseguiu salvar ou ajudar, ou para quem está tentando ser ainda melhor em ajudá-los ou salvá-los?

Sofredor: a quem você está encobrindo ou a quem está tentando se fazer notar, reconhecer e concordar com sua dor?

> É assim que você quer se sentir ou ser?

> O que você pode enxergar agora que não podia ver antes?

COMO SE MANTER NA SUA TRILHA E MANTER SUA CALÇADA VARRIDA

Muito frequentemente, as coisas que não gostamos nos outros, que queremos mudar ou sobre as quais temos algum controle apontam diretamente para algo que nós mesmos estamos fazendo ou deixando de fazer. É algo que nos incomoda, por exemplo, que outra pessoa esteja sendo ambígua, então decidimos estabelecer um limite com ela sobre não ser ambíguo sem reconhecer nossa própria ambiguidade. Para que os limites respeitem você e os outros, eles precisam ser mútuos.

Quando você sabe (ou pensa que sabe) qual é o limite para os outros, precisa refletir isso em seus próprios pensamentos, seu comportamento e suas escolhas. Isso significa que, embora você precise dizer ou demonstrar algo para a pessoa em questão, também precisa abordar o limite do seu

RECONHEÇA A SUA BAGAGEM

lado, mesmo que a pessoa não mude seu comportamento da maneira que você gostaria.

Se você não reconhecer sua responsabilidade na situação — não importa quão pequena ela seja para você — e não mudar nada do seu lado, você não apenas permanecerá vulnerável a experimentar o(s) problema(s) novamente de maneira semelhante — é a vida dando a você a oportunidade de lidar com aquela bagagem emocional incômoda outra vez! —, mas também não reconhecerá o *insight* que isso dará a você. Ajustando e evoluindo seus limites para que eles não sejam os mesmos do passado não apenas enriquecerá sua compreensão de si mesmo e de suas experiências, mas também fará com que se sinta fortalecido para prosseguir com uma delimitação um pouco mais saudável que continuará a evoluir com o tempo.

Reconhecer a sua parte não é assumir a culpa e a responsabilidade por tudo o que você não gosta na situação e na contribuição da outra pessoa; trata-se de reconhecer que você pode realmente ter ciência, controlar e alterar apenas o escopo de suas próprias respostas. Essa parte, inclusive, pode significar reconhecer o que você disse para si ou sobre si mesmo em resposta às ações da pessoa. Sim, elas são um pé no saco, elas erraram com você, mas, se você está dizendo todo tipo de merda sobre si mesmo e arrastando uma narrativa dolorosa, o problema é seu. Tentar fazer com que outras pessoas mudem para que você possa se sentir melhor sobre como está respondendo tem um efeito limitado se não distinguir sua bagagem e seus limites dos delas.

Você pode escolher como quer se comportar e como quer responder a sentimentos, pensamentos, suas próprias ações, as dos outros e aos eventos, mas não pode escolher ou controlar o que os outros pensam, sentem ou fazem. Você tem de cuidar da sua calçada, e tem de ser o que busca nos outros. Isso impede que você se vitimize e continue refém de uma situação da qual não gosta.

Quando não diz *não* para o que não está funcionando, você restringe suas opções da seguinte maneira:

- Sofre em silêncio e/ou agrada às pessoas na tentativa de manter a paz ou para limitar futuros encontros.
- Luta para enxergar quem está certo ou errado, tenta ser o vencedor ou obter alguma recompensa.
- Livra-se deles para evitar limites, tenta punir ou lutar pelo controle.

Quando você varre a sua calçada, independentemente do que a outra pessoa faça, suas opções mudam para:

- Envolver-se de um local mais delimitado e/ou limitar a quantidade de tempo que você gasta com eles (colocando um pouco de distância entre eles e você, mas sem se afastar).
- Envolver-se de um local mais delimitado, optando por se afastar temporariamente.
- Envolver-se de um lugar mais delimitado, optando por se afastar permanentemente.

Todas essas opções são mais delimitadas e têm uma agenda bem definida.

Um erro muito comum ao tentar a delimitação é vê-la simplesmente como um meio de guiar e conduzir ou mesmo governar os outros, mas os limites devem ser para você. Outros reconhecerão a linha quando você as reconhecer. Se uma pessoa não está respeitando os limites, o fato de você se comportar como se ela estivesse *ou como se* essa situação fosse "normal" viola seus próprios limites e coloca você em uma posição de manipular sua realidade (*gaslighting*). Você precisa desenvolver seus limites para reconhecer a diferença entre alguém com limites e alguém sem eles para que você cuide de si mesmo, mas também para que os limites permitam que as consequências naturais ocorram.

Seus limites não dependem de os outros terem limites. Trata-se também, no entanto, de você não se esgotar mais fazendo pelos outros o que não está disposto a dar a si mesmo. Você pode se considerar muito compassivo, empático, tolerante, consciencioso e generoso — agradadores geralmente são assim mesmo, até demais —, mas, se você nega compaixão, empatia, tolerância, consideração e perdão a si mesmo, então não está realmente fazendo nada pelos outros; está alterando o foco. Compaixão, empatia e coisas assim só funcionam se transitarem em ambas as direções, assim como os limites.

Bondoso: onde *você* precisa conciliar suas ações com suas palavras e intenções, em vez de se concentrar na criação de uma imagem?

Esforçado: o que você está tentando provar ou forçar os outros a ver e quais conquistas, esforços e vitórias você precisa reconhecer e internalizar?

Desvencilhador: de que maneira você continua se submetendo aos outros e como pode usar isso para expressar uma preferência?

Salvador: como você pode direcionar a energia que está colocando em outra pessoa e direcioná-la para si mesmo?

Sofredor: como você pode dar a si mesmo algo que está tentando obter dos outros?

ABRAÇAR LIMITES SAUDÁVEIS

- O medo de ter limites é o problema de ter limites e *também* de respeitar os limites de outras pessoas. Você não pode ter medo de limites e, ao mesmo tempo, afirmar que respeita os limites das outras pessoas. É mutuamente excludente.
- Receber um *não* não é uma forma de ser punido, de ter seu sofrimento prolongado; é simplesmente um *não*. Reconhecer quando você se sente

desconfortável com *o não* e os limites relacionados a ele o conecta com a bagagem por trás da sua resposta para que você escolha conscientemente uma resposta diferente e delimitada.

- Podemos mudar nossas narrativas. Não precisamos aceitar o primeiro rascunho que fizemos no momento do evento original. Reconhecer os antigos mal-entendidos de uma bagagem emocional não é uma oportunidade de se punir por estar "errado". É impossível saber o que você sabe que não sabe. Às vezes, quando temos associações negativas com o erro, evitamos atualizar a narrativa porque isso nos fará errar. Claro, você entendeu mal algumas coisas, mas aceitar isso permite que faça as escolhas certas para sua vida, e isso resultará em uma versão mais honesta dos eventos.

- Todo mundo tem bagagem, portanto, ao aprender a reconhecer a sua, você consegue reconhecer quando a bagagem de outras pessoas aparece em certas situações, em vez de personalizar sua resposta.

> Se há alguém com quem você tende a entrar nas mesmas discussões ou que faz as mesmas acusações e suposições sobre você, em vez de ruminar e internalizar a questão, pare e pense: *Isso não tem a ver comigo; é uma coisa dele, e eu vou mandar isso de volta para ele.* Continue fazendo isso e você notará como se recuperará antes mesmo de ser arrastado para um drama desnecessário.

O *NÃO* NÃO É PROBLEMA

Eu me sinto realmente perturbado com as reações que algo ou alguém desencadeiam em mim, mas também fico muito acuado e perturbado ao tentar me conectar com a bagagem por trás disso. O que posso fazer?

Trabalhe com um terapeuta de traumas que use, por exemplo, terapia de conversação, EMDR (dessensibilização e reprocessamento de movimentos oculares) ou formas de terapia alternativas, para que você tenha alguém sentado ao seu lado enquanto aborda gentilmente o que está surgindo diante de você, mas também para que possa acalmar seu sistema nervoso e se colocar na posição de ser capaz de tomar medidas adicionais para cuidar de si mesmo. Lembre-se de que os limites são suas necessidades, expectativas, desejos, sentimentos e opiniões; portanto, ao se permitir acessar ajuda, você está dizendo *não* para continuar como está e *sim* para se curar e quebrar o ciclo.

As pessoas que sabem o que passei não estão sendo sensíveis o suficiente para entender que posso achar alguns de seus limites difíceis. O que posso dizer a elas?

O fato de terem limites não significa necessariamente que sejam insensíveis. Você deve ter cuidado ao esperar que as pessoas ajustem seus limites para acomodar seu desconforto com o delas — por exemplo, esperar que as pessoas saibam e sintam automaticamente que você é passivo para que assumam a liderança e não exijam muito de você. Sua expectativa pode significar que você precisa que elas tenham limites nada saudáveis ao assumirem a responsabilidade por você. Algo que não levamos em consideração quando esperamos que os outros façam concessões é que todos têm bagagem emocional e que parte do que esperamos pode ser profundamente reativa para eles ou reflexo de um papel que acabarão assumindo que os faz se sentir culpados enquanto tentam nos deixar confortáveis.

Sinto que sou sempre eu que me esforço, inclusive na questão dos limites. Os relacionamentos não deveriam ser meio a meio?

Os relacionamentos devem ser 100%, não meio a meio. Nós somos pessoas que oscilam entre exagerar e subestimar a nós mesmas, e não há como saber qual é o nosso "corte" ou qual é a aparência de 50%. Também não podemos excluir metade de nós mesmos e esperar que a outra pessoa preencha as lacunas. Portanto, temos que fazer o possível para ser mais quem realmente somos, para que possamos ter a sensação de estarmos em um relacionamento mutuamente satisfatório. Quando nos concentramos em nosso corte, continuamos o jogo e no que sentimos que a outra pessoa está ou não fazendo, acabamos exagerando na compensação sendo agradadores quando sentimos que elas não estão comparecendo, mas também para tentar criar um ponto de inflexão ao qual esperamos forçá-las.

Certo, posso ver que tenho minha bagagem, mas as pessoas não deveriam saber que o que estão fazendo é errado?

Não vivemos em um mundo que historicamente nos encoraja a ter limites saudáveis. Às vezes, você nem se deu conta de que aquilo que alguém está fazendo é errado. Algumas pessoas não percebem isso porque geralmente experimentaram consequências limitadas, enquanto algumas delas sabem, mas querem ver até onde podem chegar. Mesmo que a pessoa saiba, isso significa que também somos obrigados a saber? Quando esperamos que as pessoas leiam nossa mente ou usem nosso bom comportamento para modelar seu próprio comportamento, estamos tendo uma resposta passiva em vez de ativa porque evitamos a vulnerabilidade e a responsabilidade.

Como posso impor limites com as pessoas que têm a mesma bagagem que eu, mas que não estão lidando com suas questões?

Mesmo que vocês sejam gêmeos e passem todo o tempo juntos, ainda assim suas vivências são individuais e, portanto, não podem falar por toda a bagagem da outra pessoa ou decidir o que ela deve ou não fazer. Os limites não são sobre se outras pessoas podem lidar com eles. Mesmo quando alguém tem bagagem e respostas semelhantes às suas, você deve ter cuidado ao projetar seus sentimentos sobre si mesmo e suas experiências e estar aberto para reconhecer de onde eles vêm — algo que também é conhecido como empatia.

Como começo a ser mais delimitado com minha família (ou outros relacionamentos de longa data) quando eles esperam que eu seja de certa maneira?

Os limites de cada pessoa são diferentes, e cada um de nós é responsável por fazer com que os outros saibam até onde nós vamos e até onde eles podem ir conosco — e, sim, isso inclui a família. Quando longas histórias estão envolvidas, é crucial assumir a responsabilidade de como você deseja se apresentar daqui em diante, porque o conceito de família depende muito de hábitos e suposições. Se você não quer que eles pensem que experiências passadas ou suposições se aplicam a você, deve delimitar mais claramente essa diferenciação entre o passado e o presente. Se continuar agindo como sempre agiu, mesmo que por dentro esteja prestes a entrar em erupção, seus limites não serão claros. Além disso, mesmo que tenha dito *sim* mil vezes para algo que não funciona, você pode mudar de ideia e começar a dizer *não*. Ninguém é obrigado a dizer um *sim* prejudicial.

Eu sou muito próximo dessa pessoa. Será que limites e dizer *não* vão arruinar isso?

Se você não disser *não*, se não for verdadeiramente honesto sobre quem você é e se não expressar seus sentimentos e pensamentos mais íntimos, não estará praticando a intimidade como pensa. Sem limites, sem intimidade. Este é um bom momento para fazer uma revista sobre suas relações com a honestidade. Qual é a bagagem por trás do motivo pelo qual você acha que o aumento de autenticidade causará um problema? Você é próximo e íntimo apenas quando está disposto a dizer e fazer coisas que geram a possibilidade de conflito — e sair do outro lado.

10

REPATERNIZE-SE

Naquele dia, em agosto de 2005, quando decidi explorar outras opções após meu prognóstico de choque, saí do hospital sem nenhum plano. Enquanto estava no metrô indo para o trabalho, lembrei-me de uma amiga que mencionou como um de seus quarenta primos — uma grande família irlandesa — havia passado por um período terrível com uma doença misteriosa que confundia os médicos. Eles finalmente obtiveram respostas, e a saúde dele melhorou depois de visitar um cinesiologista, um terapeuta que usa testes musculares e outras técnicas para identificar os desequilíbrios do corpo e recuperá-lo. Menos de uma semana depois, eu estava sentada em um escritório iniciando uma conversa que mudaria minha vida.

Na minha cabeça, o plano era que ela identificasse minhas alergias e intolerâncias alimentares (ela identificou) e eu fosse embora. Mas Sonia me pediu mais do que um histórico médico e fez mais do que testes musculares, verificando as fontes de estresse em meu corpo. Fiquei desconfortável. Não de uma maneira *Ela está violando meus limites*, mas mais como: *Eu sinto que ela está prestes a perguntar sobre coisas que eu evito*. Senti vontade de fugir. "Eu, hã, me lembrei de que preciso voltar para uma, hum, reunião com um cliente", eu gaguejei, incapaz de olhar nos olhos dela com minha mentira descarada. "Tudo bem", disse ela. E então eu me lembrei de que não queria morrer aos 40 anos, e a deixei ir em frente.

Os estresses que ela identificou em períodos específicos da minha infância representavam eventos de vida dolorosos que eu havia ignorado. Entre eles, minha mãe dando à luz meu irmãozinho quando eu tinha 12 anos e voltando para casa e cortando meu cabelo porque ela disse que estava ressecado, alegando que eu não havia cuidado dele direito naqueles seus poucos dias de ausência. Eu com 5 anos em um hospital infantil por seis semanas após um enxerto de pele para remover uma marca de nascença potencialmente cancerígena, meu pai foi me visitar apenas uma vez e eu ameacei me jogar pela janela depois que ele saiu e acabei sendo sedada.

"Como você se sente sobre tudo isso?", ela perguntou gentilmente.

"Tudo bem", eu disse com uma voz melodiosa.

"Sério?", ela perguntou.

E então desabei.

Minutos depois, Sonia fez a pergunta que mudou minha vida, que me estimulou a querer mudar e, posteriormente, aprender a dizer *não*: "Você acha justo culpar uma criança de 2 anos e meio pela separação dos pais ou por seu comportamento depois disso?". Eu não achava, mas percebi naquele momento que tudo o que eu tinha feito na vida era essencialmente culpar meu eu mais jovem, a pequena Nat.

> Identificar a bagagem por trás de suas respostas permite que você reconheça sua criança interior e aceite as experiências que lhe causaram dor.

Não sei o que aconteceu na sua vida, mas sei que algumas coisas aconteceram. E, mesmo que você tenha se concentrado em eventos mais recentes ou em todas as vezes em que pensa que seu eu adulto "deveria" saber o que fazer, o que você tem feito para agradar às pessoas é expressar a raiva do seu eu mais jovem e, ao mesmo tempo, tentar protegê-las de serem feridas como já fizeram com elas anteriormente.

Achamos que deixamos nosso eu mais jovem para trás na infância, mas ele ainda está conosco.

Imagine-se como uma daquelas bonecas russas, as *matryoshkas*. Dentro delas há uma versão sua para cada idade, para cada momento que você passou.

Quando você está desconectado de si mesmo porque o que faz por fora está em desacordo com quem você é por dentro, reforçando o estresse, essas versões mais jovens ficam instáveis e com medo. Como seu pensamento, seu comportamento, suas escolhas e seus sentimentos refletem o passado, essas versões mais jovens de você pensam que ainda estão no passado. Lembre-se de que seu subconsciente não conta as horas, então, se os seus limites adultos também não estipularem as horas, seu corpo ainda acreditará que está vivendo situações ameaçadoras.

Em um mundo ideal, nossos pais e responsáveis nos nutririam, amariam e nos apoiariam para que fôssemos plenamente realizados quando nos tornássemos adultos. Eles recuariam gentilmente, mas também saberiam quando intervir. Tudo seria tranquilo e não haveria conflito, crítica, estresse, desapontamento, perda ou rejeição. Mas todos nós sabemos que não é assim que o mundo funciona. Seu eu mais jovem está clamando por segurança, por apoio, pelo atendimento de suas necessidades, por paz emocional. O que você precisa é o que o seu eu mais jovem precisava e, portanto, você deve se *repaternizar*.

O maior obstáculo para criar limites saudáveis e quebrar o ciclo é, conscientemente ou não, continuar a pensar, sentir e agir a partir de um papel infantil em nossos relacionamentos interpessoais.

> Repaternizar-se é se conectar com os aspectos mais jovens de si mesmo que impulsionam seu prazer, para que você possa finalmente dar a si mesmo o que precisa, preencher o vazio e parar de tentar corrigir os erros do passado.

REPATERNIZE-SE

> Trata-se de recuperar a capacidade de expressar seus
> sentimentos para si mesmo, entrando em um relacionamento
> mais compassivo, honesto e presente consigo mesmo.

Nossos padrões de agradar às pessoas dizem respeito a tentar atender às necessidades não atendidas do passado e preencher os vazios, mas isso nos impede de crescer porque estamos desempenhando papéis para realizar a fantasia infantil de finalmente receber atenção, carinho, aprovação, amor e validação que buscamos.

Em vez de esperar que um pai ou responsável (ou alguém importante que marcou sua infância) mude para que você possa finalmente corrigir os erros do passado, você pode se concentrar em assumir as responsabilidades primárias de ser pai ou mãe.

Embora a ideia de repaternizar-se possa parecer uma perspectiva assustadora, vamos mantê-la no campo real: você já foi pai de si mesmo, mas com limites duvidosos, autocrítica e retenção. Você não estava fazendo isso conscientemente como extensão de ter limites mais saudáveis e se permitir dizer *não*.

Quando se tornou um adulto, você se tornou seu principal responsável. Isso *não significa* que seus pais e responsáveis tenham deixado de existir literal ou figurativamente e que você não precise de mais ninguém, mas ocorreu uma transição de poder necessária que lhe permitiu ter arbítrio para descobrir quem você realmente é para que possa ser você mesmo.

Se você aceitar que é seu principal responsável e se capacitar para dizer *não*, não será mais possível assumir o papel de criança porque está reconhecendo que é um adulto e como essa condição precisa refletir seus pensamentos, suas ações e suas escolhas e, por sua vez, mudar seus sentimentos.

Mas, como sua criança interior, seu eu mais jovem, está dentro de você, você também precisa cuidar dela, para que ela pare de assumir o controle da sua vida de maneiras prejudiciais, tentando fazer com que você conserte

165

o passado. Ao nutrir essas partes — suas bonecas russas —, seus eus mais jovens começarão a se acalmar e você se sentirá mais seguro e protegido.

Paternidade é ser ou agir como mãe ou pai de alguém, e você não precisa ser um pai biológico para fazer isso. Existem pessoas em sua vida que foram e ainda são figuras paternas, mas que não foram necessariamente seus pais, e você pode ser um pai para si mesmo daqui em diante. Assim como você, seus pais não nasceram pais, o que significa que você tem de aprender enquanto caminha, aceitando o desafio de atualizar seu relacionamento consigo mesmo.

Você não é mais aquela criança, então não precisa mais ser impotente ou desamparado ou seguir regras e obrigações antiquadas e falsas. Isso significa que você se permite ter os limites que não achava que podia ter no passado, aqueles com os quais você achava que as pessoas teriam problemas em lidar. Agora que você está se recuperando, não precisa seguir o exemplo e pode escolher um caminho diferente. A repaternização é um autocuidado porque permite que você acesse relacionamentos, coisas, recursos, atividades, hábitos e oportunidades que permitem que você atenda às suas necessidades de maneira saudável e se torne mais quem você realmente é, em vez de se privar ou se acalmar de maneiras prejudiciais.

PERCEBA QUANDO SUA CRIANÇA INTERIOR ESTÁ APARECENDO

Ao perguntar "Qual é a bagagem por trás disso?", você deu seus primeiros passos para reconhecer e cuidar de sua criança interior. Sempre que representa papéis e evita dizer *não*, você está no papel de uma criança — ou seja, sua criança interior está presente de alguma forma. Você saberá porque vai:

- Sentir, pensar e agir de maneira semelhante a uma versão muito mais jovem de si mesmo.

- Ser complacente, obediente e seguir regras automaticamente mesmo quando não fizer sentido, comprometê-lo ou machucá-lo.
- Sentir os sentimentos de ser um agradador (ansiedade, ressentimento, culpa, opressão) depois de evitar o *não*.
- Usar hábitos de raciocínio — crenças — que refletem narrativas infantis e perspectivas que você não questionou nem atualizou.
- Sentir-se inexplicavelmente inseguro, assustado, ansioso e vulnerável por ter problemas, ser ignorado, fazer a coisa errada, se machucar ou ser abandonado ou rejeitado.
- Fazer a mesma coisa e esperar resultados diferentes e tentar ser a exceção às regras de comportamento dos outros.
- Ser passivo-agressivo, mascarar sentimentos de frustração e ressentimento com obediência externa ou parecer bem enquanto insinua seus verdadeiros sentimentos com comportamento obstrucionista e relutante, mesmo que sutil.
- Agir porque seu ego assumiu o controle e você está tentando chamar a atenção; comparando; imitando; tentando vencer, estar certo ou ter o poder; ou tentando se vingar de alguém, mesmo que indiretamente.

Tente desacelerar e fazer uma pausa. Então pergunte: *Do que eu preciso? O que estou sentindo? Como posso me ajudar?*

REPATERNIZE-SE COM SEU ESTILO AGRADADOR

Bondoso: precisa respirar e não ter de seguir regras ou focar na aparência tão rigidamente.

Esforçado: precisa respirar e não ter de tentar acompanhar, executar ou se provar.

Desvencilhador: precisa respirar e ser autorizado a fazer uma pergunta e ser curioso.

Salvador: precisa respirar e pedir ajuda e abrir mão da responsabilidade.

Sofredor: precisa respirar e saber que alguém (você) se importa e está ouvindo.

Nossas crianças interiores, visto que representam nossos eus mais jovens, também representam nossos eus mais criativos e brincalhões. Como você pode se permitir e explorar isso? Cada vez que você evolui um pouco seus limites e diferencia o passado do presente, uma oportunidade de cuidar e fazer melhor por seu eu mais jovem é criada.

Reconheça seu papel e seu estilo parental e adapte-o para que reflita um limite mais saudável. Você começou a ter uma noção dos papéis que desempenha em seus relacionamentos interpessoais, incluindo seu estilo de agradador. Como isso transparece na maneira como você se criou até agora? Por exemplo, o Bondoso pode se concentrar na paternidade que enfatiza a obediência, ser bom e manter as aparências; o Esforçado terá um treinador, um incentivador; o Desvencilhador e o Sofredor podem ser cautelosos, punitivos ou tímidos; e o Salvador pode envolver culpa.

Uma maneira fácil de reconhecer seu estilo parental é considerar como foi criado e onde, por sua vez, você efetivamente pegou o bastão, adotou e continuou esse estilo, tomando-o como sua própria narrativa. Agora você tem a oportunidade de escolher o tipo de pai que deseja ser.

Mesmo que você não goste muito do estilo dos seus pais ou responsáveis, tome cuidado para não cair em extremos. Às vezes, em nossos esforços para nos distanciarmos totalmente, acabamos nos sentindo em conflito por ter limites ou nos punindo se tivermos o menor sinal de semelhança.

Aqui estão algumas perguntas para ajudá-lo a explorar seu estilo parental em seu diário:

- Que tipo de pai você vai ser?
- Quais valores você ensinará?
- Como você dará um exemplo para o seu eu mais jovem?
- Como você vai lidar com as "birras" e as cenas?
- Como você confortará e tranquilizará sua criança interior?
- Como você ajudará seu eu mais jovem a aprender e como lidará com seus erros?
- Como você vai protegê-lo sem fazê-lo se tornar hipervigilante?
- Como você pode dar liberdade à sua criança interior para que ela explore e se expresse?
- Como você pode dar a ambos um bom padrão de vida, não apenas "levando a vida", mas também sem focar apenas em bens materiais?
- No ponto em que você reconheceu que não tem cuidado de si mesmo, o que você pode começar a fazer? Qual é o próximo pequeno passo?

Faça uma distinção entre seu crítico interior e sua voz interior. Cada um de nós tem um crítico interior, a tagarelice negativa que ouvimos quase como uma *persona* dentro de nós mesmos que interpretamos como o *feedback* do que estamos sendo ou fazendo (ou aquela voz à qual nos sentimos culpados se não dermos atenção). É totalmente diferente da nossa voz interior, que é calma, respeitosa e preocupada apenas com o presente.

Seu crítico interior dirá o que for preciso para impedi-lo de sair de sua zona de conforto. Ele relembra (e exagera) os erros do passado, para que você não se arrisque a cometê-los novamente e, em última análise, tenta controlar o incontrolável porque é como se você precisasse saber o que acontecerá em 2099 para que ele (e você) se sinta seguro. Seu crítico interior acha que está sendo útil e mantendo você no caminho certo, mas pense nessa conversa como uma música que contém vocais gravados de experiências anteriores nas quais você internalizou o *feedback*, incluindo críticas, regras e obrigações. Essa música toca como uma trilha de fundo ou uma música de elevador, e então o volume aumenta quando você coloca um dedo mindinho para fora de sua zona de conforto.

Você inadvertidamente confundiu seu crítico interior com sua voz interior e deixou que ele mandasse em você, por isso você é tão proficiente em se chantagear emocionalmente para evitar limites saudáveis da sua propensão em agradar às pessoas. Como tudo o mais que você carrega, seu crítico interior é um hábito. Ele toca automaticamente e fica mais alto em contextos nos quais já está acostumado a tocar — quando você tem medo, é crítico ou julga. Não é que seu crítico interior esteja "certo" ou esteja relacionado aos eventos em questão — lembre-se, seu subconsciente não se baseia no presente, e a amígdala que lida com o medo às vezes *pode* ser um pouco exagerada —, então ele executa o que já provou ser eficaz. É por isso que, embora você seja um adulto, continua arrastando aquele velho saco de merda de quando passou vergonha na gangorra ou usando o medo de seus pais para impedi-lo de falar no trabalho.

Sua voz interior não é repetitiva, negativa, emocionalmente chantagista, nem soa como alguém significativo do passado, seja no tom ou no que está dizendo. Ela é neutra. Nem sempre vai dizer o que você quer ouvir, mas sempre vai te proteger sem nunca ter vergonha de te dar alguns chutes na bunda para te deixar mais esperto. Mas ela pode ser muito mais discreta do que seu crítico interior, porque normalmente você não ouve a si mesmo e agradar às pessoas é como ter seu crítico interior pilotando seu barco.

Também é crucial reconhecer quando você usa seu crítico interior como um substituto ou como um "pai paralelo" — então você precisará reivindicar seus direitos parentais. Ao ter um papel e uma resposta mais ativos, você acalmará seu crítico interior. Não, você não conseguirá fazer com que ele desapareça, pois é um dispositivo de proteção, mas poderá sentar-se ao lado dele e dizer: *Olá, velho amigo. Que surpresa, que surpresa que você apareceu para cagar na minha cabeça quando estou me sentindo bem comigo mesmo.* (Adivinhe se não é isso que eu digo para mim mesma?)

170

REPATERNIZE-SE

Seu crítico interior é o medo, e ele é superprotetor. Você sempre sabe quando é seu crítico interior, e não sua voz interior, porque a sensação é a de uma contrariedade volúvel e embolorada. Você faz o que ele diz, e ele muda de lado e questiona você sobre isso. Ele nunca está satisfeito. Se parar de tentar agradá-lo, você se tornará mais autêntico porque se permitirá crescer. Você também descobrirá que seu crítico interior relaxa e deixa de ser tão agressivo quando você é mais autêntico, porque ele fica mais ativo quando você perde a integridade dos seus limites e valores.

Converse consigo mesmo e se considere com mais gentileza. É hora de conceder mais perdão a si mesmo e reconhecer sua humanidade, em vez de reforçar o medo da sua criança interior de que você ainda está no passado.

Você se trata da maneira como gostaria de ser tratado se fosse seu próprio pai ou de uma criança pequena? Você falaria ou trataria um ente querido da maneira que você faz? Se a resposta for *não* — e acredito que seja se você chegou tão longe no livro —, você não se importa em se tratar e se considerar da maneira como o faz — como se não fosse digno. Essa criança ainda está viva dentro de você. Dependendo de como você se trata, essa criança pode pensar que ainda está sendo perseguida por um valentão ou um abusador ou que ninguém se importa ou que alguém que não sabe "tudo" está mandando nela.

> Em que ponto você está sendo impaciente, intolerante, sem compaixão e empatia consigo mesmo, de uma maneira que não é com os outros — e como você pode melhorar isso?

Repaternizar-se implica sentar-se ao seu lado e, em vez de julgar ou reprimir sua criança interior quando ela aparece, assumir uma postura de curiosidade e observação. Você percebe quando ela aparece — e então a tranquiliza. Quando você se sente agitado por dentro, é isso que o seu eu mais jovem procura — a garantia de que ele não está no passado e a afirmação de que está seguro com você, que você se preocupa com o bem-estar dele. Como você já começou a reconhecer onde sua bagagem se manifesta, em vez de ficar impaciente, intolerante ou menosprezar seu eu mais jovem, você começa a ter uma ideia do que está acontecendo.

Quando converso com outros agradadores que também são pais e têm medo de repetir sua própria infância, sempre os encorajo a manter um diálogo contínuo. Quando uma criança tem a liberdade de falar com você sobre coisas pequenas, elas se transformam em coisas maiores, especialmente quando você permite que ela se sinta segura ou quando você está disposto a corrigir o curso ao perceber que não teve a resposta ideal. Ter um diálogo contínuo, no entanto, também significa perceber e se conectar aos hábitos de seu filho, para que você tenha uma noção de onde precisa ser mais vigilante ou de como atender a uma necessidade. Você pode fazer isso por você também.

Mantenha um diálogo contínuo ao longo da sua vida. Lembre-se de que, assim como seus próprios pais e responsáveis não são infalíveis, você também não o é, e também pode cometer erros. Você certamente não tem que cometer os mesmos erros que seus pais, mas mesmo que o faça, pode aprender com eles porque obteve *insights* que lhe mostram um caminho diferente.

Acalme-se de maneira saudável quando se sentir impelido a dizer não. Você tem meios conscientes e inconscientes de administrar seu pensamento, suas respostas, seus sentimentos e suas ações em relação às várias situações que enfrenta. A capacidade de se nutrir e responder às suas necessidades é autocalmante. Sua coleção de hábitos de agradador tem sido sua maneira de aliviar o estresse, a ansiedade, a tristeza, a solidão, a raiva, a rejeição e a insegurança, e de tentar atender às suas várias necessidades, mas, por ser uma estratégia inadequada, tornou-se cada vez mais ineficaz porque não é uma maneira saudável e útil de se acalmar. Isso lhe dá alívio temporário, porém, em última análise, cria mais problemas do que resolve.

REPATERNIZE-SE

Ao começar a dizer *não* e a delimitar mais seu perímetro, você terá uma noção de quando e por que precisa se reconfortar e se apoiar. O objetivo do autoconsolo não é obliterar o que você considera ser a fonte do problema ou calar seus sentimentos. Trata-se de sentir seus sentimentos e, em seguida, responder a eles com algo que os acalme ou os neutralize de forma saudável para que você possa se sentir melhor consigo mesmo ou em um espaço para definir seus próximos passos.

Quando você se sentir inquieto por dizer *não* (ou pensando em fazê-lo), conecte-se com o presente e com seu corpo dizendo: "Estou seguro, estou protegido". Continue repetindo. Você está dando ao seu corpo a chance de registrar o que está ao seu redor, incluindo o ano em que você está, para que ele pare de confundir o que está acontecendo no momento atual com uma situação antiga. Também descobri que, quando repito esse mantra, significa que não estou me digladiando com o *não* nem criando uma história sobre a situação.

Se dizer *não* o estressou ou o aborreceu, seja pelo simples fato de fazê-lo ou como resposta da outra pessoa ou pelo que você teme que possa acontecer, é nesse ponto que ter um diálogo consigo mesmo pode ser realmente reconfortante. Assim como faria com uma criança, você se permite colocar tudo para fora, então desabafe a situação para si mesmo (ou escreva em seu diário). A seguir, uma vez que você se ouviu, gentilmente mude para outra perspectiva que reconheça seus sentimentos e o que você disse, mas que permite que você enxergue o que está acontecendo ou o que pode fazer. Você não precisa resolver tudo até o enésimo grau. Nós, humanos, gostamos de ser vistos e ouvidos e, embora gastemos muito de nossas capacidades buscando isso nos outros, esquecemos de dar isso a nós mesmos.

REPATERNIZAR-SE É DAR a si mesmo o que você não teve ou o que você continua buscando nos outros, não porque você não precisa de mais ninguém, mas porque, quando você se trata e se considera com amor, cuidado, confiança e respeito, especialmente nos momentos em que, no passado, teria agido de outra forma, você não aceitará menos dos outros. Você definirá o padrão.

> ## OBSERVE SEUS SENTIMENTOS NA TERCEIRA PESSOA
>
> Quando você é novo em expressar e reconhecer seus sentimentos, pode parecer bastante desafiador dizer, por exemplo: "Eu me sinto sobrecarregado porque concordei em _____ e _____ porque fiquei com medo de não parecer bom". Você pode praticar um recuo dizendo, por exemplo, "[Seu nome] está se sentindo sobrecarregado porque ele(a) concordou em _____ e _____". Isso não apenas o ajuda a observar, mas também pode ajudá-lo a se acalmar e a se aterrar (isto é, a se acalmar), porque você está se referindo aos seus próprios sentimentos na terceira pessoa.[1]

DELIMITAÇÃO É PERDÃO

Uma mudança crítica em minha jornada de repaternização, que também começou no consultório de Sonia, foi reconhecer que os pais não são infalíveis. Eles se empolgam, às vezes de maneira inacreditável. Eles próprios já foram crianças e são e foram humanos com seu íntimo e suas histórias pregressas antes mesmo de serem concebidos. Paternidade e cuidados inadequados, seja qual for o disfarce, não precisam ter como resultado uma criança inadequada.

Nossos pais e responsáveis também foram criados na Era da Obediência. Embora eles possam ter desejado o melhor para nós ou estivessem tentando fazer o melhor que podiam com os meios de que dispunham — e por isso podem ter exagerado, focado nas coisas erradas ou cultivado expectativas baixas e limitadas de nós —, em última análise eles repetiram o que aprenderam sem uma fração da consciência e do conselho a que estamos expostos hoje.

Reconhecer a humanidade de nossos pais e responsáveis não é uma saída. Não se trata de mudar o foco de nossas experiências para tentar encontrar 101 maneiras de justificar o que aconteceu ou não. Negar nossas experiências por causa de como pensamos sobre isso faz os outros parecerem não querer ser desleal, ou tentar provar que somos gratos, ou não querer encarar a verdade, aumenta a nossa dor e acrescenta mais bagagem emocional em estado bruto.

Abraçar a alegria de dizer *não*, tornar as delimitações uma possibilidade, é o mesmo que perdoar a nós mesmos. Delimitar é perdoar porque evoluir nossos limites faz parar a supressão de nossas necessidades, expectativas, desejos, sentimentos e opiniões, o que acaba por perdoar nosso eu mais jovem. O perdão nos concede permissão para crescer.

As pessoas têm uma relação complicada com o perdão, porém, entre o que a religião pode ter nos ensinado, as mensagens que recebemos enquanto crescíamos e nossos hábitos de como pensamos que praticamos o perdão até agora ("Peça desculpas!", "Não guarde rancor!", "Siga em frente!"), o perdão é muitas vezes considerado algo que concedemos aos outros, e somos vistos como rancorosos se não o fizermos. Agradar às pessoas nos convence de que somos bons perdoadores. Na realidade, rapidamente deixamos as pessoas voltarem aos seus negócios como sempre, enquanto nós mesmos nos castigamos em particular porque absorvemos a culpa e a vergonha de tudo.

O perdão é uma decisão de escolher e continuar escolhendo não se importar enquanto se ganha perspectiva, e ganhamos perspectiva quando nos permitimos ser mais verdadeiros sobre o que está acontecendo, que são os limites.

O perdão não significa que você está tolerando as ações de outra pessoa. Ele não significa que você precise confiar nas pessoas novamente ou

A ALEGRIA DE DIZER NÃO

se envolver no mesmo nível de antes, especialmente se elas se aproveitaram ou até abusaram de você. Isso não significa que você não perdoou — e sim que você seguiu em frente e ajustou seus limites de acordo. Perdoar nunca significa apertar o botão de *reset*, nem obrigar alguém a mudar.

As experiências de infância que contribuíram para o seu lado agradador não são sua culpa, mas, como adulto, o legado delas e o modo como se manifestam em seus limites ou a falta deles é sua responsabilidade.

Decidir impor limites é escolher perdoar. Como os limites são duplos, ao reconhecer que você precisa fazer isso por si mesmo, você não pode mais ser exposto a uma situação da mesma forma que antes, porque agora tem um limite diferente e está disposto a aprender. Você também está permitindo que outras pessoas — como resultado do que está fazendo — sejam senhoras de seus próprios comportamentos, quer escolham ou não, porque você não está mais assumindo agradar às pessoas e, como resultado, elas não estão mais sendo protegidas de seus comportamentos e de como isso afetava você e seu relacionamento com elas.

Ao longo do caminho, cada um de nós, agradadores, se perde em nossos *nãos*. Alguns de nós *não* conseguimos ser as crianças que achamos que deveríamos ter sido ou que não tivemos carinho, amor, cuidado, confiança e respeito suficientes de nossos pais e responsáveis. Deixar de ignorar o não é aceitar que o passado acabou e lamentar por aquela criança que não conseguimos ser, pelas pessoas que nossos entes queridos poderiam ter sido, mas também por quanto fomos duros conosco.

Semelhante à pergunta que Sonia me fez anos atrás, você acha que é justo e razoável culpar uma criança pequena pelo que você criticava, julgava e até se odiava? Deixe que a escolha de ter limites mais saudáveis, de dizer *não*, se torne uma forma ativa de tentar se perdoar e ao passado da melhor maneira possível.

ABRACE LIMITES SAUDÁVEIS

- Com a repaternização, em vez de reviver o passado e inadvertidamente transformar a tudo e a todos em versões de seus pais e responsáveis de quem busca validação e orientação, você ingressa em um diálogo mais compassivo, curioso e estimulante consigo mesmo e usa limites mais saudáveis para cuidar dessas partes negligenciadas de si mesmo.
- Os limites refletem seus valores, ambos atuando como um sistema interno de orientação que aponta para suas necessidades, seus desejos, suas expectativas, seus sentimentos e suas opiniões. Ter limites mais saudáveis do que antes e permitir que eles evoluam ajuda você a tomar decisões e a avaliar e prever com maior precisão outras pessoas e situações. Agradar às pessoas atrapalha, interrompe e inibe seu sistema de orientação interna.
- Ao abraçar os limites, você terá maturidade e inteligência emocional para lidar com relacionamentos e situações fora de sua zona de conforto anterior. Você não tem mais medo de se perder porque agora é dono de si mesmo.
- Não podemos controlar o incontrolável, mas podemos assumir o comando de nós mesmos.
- Você pode se perguntar por que, por exemplo, um pai se comporta de uma maneira com outra pessoa, mas não com você. Pessoas diferentes, dinâmicas diferentes, papéis diferentes, limites diferentes, *mesmo que* você tenha crescido na mesma casa e passado pelas mesmas coisas. Seu pai, quando se comporta dessa maneira com você, muitas vezes vê algo de si em você e cria expectativas diferentes para você ou teme as diferenças. Além disso, os pais se comportam de maneira diferente com pessoas que não são seus filhos!
- Os limites aumentam os relacionamentos, levando-os a um lugar mais honesto e saudável.

NÃO NÃO É O PROBLEMA

Existem maneiras rápidas e simples de me conectar com meu eu mais jovem?

Veja fotos antigas ou, se não tiver nenhuma, tente se lembrar de como você era naquela época. Faça coisas que você gostava de fazer quando criança ou nunca teve oportunidade de fazer. Leve sua criança interior para passear e mostre-a para os outros, ou delicie-se com uma guloseima que você tem certeza de que iria agradá-la. Inclua sua criança interior no que estiver fazendo. *Eu com 8 anos teria adorado isso!* Reconheça quando você se perder na pura alegria de fazer algo. Quando danço, volto à minha adolescência me esbaldando nas discotecas de Dublin e me sinto em harmonia com a música. É pura alegria.

Sinto que cuidei de mim a vida toda e estou cansada. Acho que não consigo fazer isso.

Eu te entendo. Quando você foi negligenciado, abandonado ou maltratado, ou teve de cuidar de adultos ou crianças ao seu redor, mesmo você sendo uma criança, sentiu-se velho antes do tempo. Você está tão cansado que quer delegar seus cuidados para outra pessoa pelo menos uma vez na vida, e talvez queira dar às pessoas que cuidaram de você de maneira inadequada uma chance de se voluntariarem. Se começar a cuidar de si mesmo, isso significa que eles podem não sentir a necessidade, o ímpeto, a culpa. Você teme os estar deixando escapar. Também pode haver uma parte de você que não acredita que merece atender às suas próprias necessidades e desejos, ter padrões e dar valor a seus sentimentos e pensamentos.

Você é o seu responsável principal desde que se tornou adulto, e isso é uma realidade, independentemente das suas experiências ao crescer. Isso não significa que deva fazer tudo sozinho; mas significa que você não faz da sua existência uma vingança ou uma punição. Que tal se livrar desse peso? Reter o autocuidado do *não* e dos limites é melhor do que dar a si mesmo uma sentença de prisão perpétua. Você não merece isso. A repaternização de si mesmo significa que você se permite acessar os recursos, o apoio e os limites que lhe darão energia suficiente para começar a cuidar de si mesmo e evoluir seus relacionamentos e suas escolhas para aqueles que o apoiam em vez de prejudicá-lo.

Eu já cometi erros com meus filhos, então como posso me repaternizar quando os frustro?

Em primeiro lugar, quem nunca cometeu erros com seus filhos? Eu ficaria preocupada se o seu caso fosse o contrário. Existe uma tonelada de livros para pais por aí, mas não há nenhum manual que substitua a vivência do aprendizado. Você foi paternizado a partir do nível de consciência que tinha naquela época e, sim, como todos os pais fazem em algum momento, você se vê sendo o pai/a mãe que jurou que nunca seria. Em vez de se esconder desses erros que fazem parte da experiência de ser pai ou bater cabeça com eles, confronte-os e ao que eles dizem sobre a bagagem que você precisa encarar. Pergunte a si mesmo: *O que essa experiência está me dando a oportunidade de confrontar?* Ao se permitir ver o que antes não podia enxergar sobre si mesmo e sobre as experiências passadas, você consegue se curar, crescer e aprender. Repaternizar a si mesmo permitirá que você mude a dinâmica do relacionamento com o(s) seu(s) filho(s).

Quando me senti muito reativa ao ver uma das minhas filhas lutar contra a ansiedade e ataques de pânico durante a pandemia, a vergonha e o medo me levaram a uma hipervigilância que me deixou pisando em ovos, o que apenas piorou ainda mais a situação. Reconhecer o que estava vindo de dentro de mim (a bagagem por trás disso) e também o que a ansiedade dela refletia me fez perceber que eu estava com medo de mim mesma porque enxerguei uma versão mais jovem de mim em seu comportamento, algo de que eu havia me esquecido completamente. E, assim que fiz isso, não só comecei a cuidar desse aspecto de mim, mas também pude estar lá para ela, e nossas ansiedades diminuíram.

Quando tento ter limites mais saudáveis, parece que estou magoando e rejeitando a pessoa. Se ela não é capaz de lidar com os limites de que preciso, não estou amando a pessoa condicionalmente ou me abrindo para mais drama?

Evitar limites não é amor. Essa é uma fantasia infantil na qual o ideal é que nossos pais nunca digam *não* sob pena de imediatamente se transformarem em quem queremos que eles sejam, para que possamos viver felizes para sempre. Os limites comunicam que você está tratando a si mesmo e aos outros com amor, cuidado, confiança e respeito e está ciente desses limites. Ironicamente, temos *mais* liberdade com limites, não *menos*, porque assim nós (e os outros) temos mais liberdade e flexibilidade para sermos nós mesmos. Sem limites, negamos a realidade e nos recusamos a aceitar as pessoas como elas são. O amor incondicional é amar alguém em todos os seus estados e condições, e não amar alguém que pode fazer o que quiser com você. Cuidado para não se infantilizar e permitir isso. Não cabe a você decidir de quais limites os outros são capazes; decida e viva dentro dos seus. A menos que você sempre tenha limites, não saberá a verdadeira natureza do seu relacionamento.

Ser mais delimitado não é tentar mudar ou governar os outros; você pode delimitar mais, independentemente da outra pessoa. Você pode ter um relacionamento saudável com alguém ao ter uma atitude saudável em relação a ele. É preciso reconhecer e honrar o fato de que vocês são duas entidades distintas, que ninguém manda em ninguém e que têm apenas o poder que lhes cabe. Isso significa que ambos estão se relacionando de maneira saudável. Do seu lado, porém, você respeita a si mesmo e ao outro com limites saudáveis, ainda que o outro não tenha essa mesma percepção, empatia ou caráter para retribuir.

Eu tentei ter limites com essa pessoa, mas ela se tornou muito punitiva, rancorosa e abusiva. Eu sinto que vou ter de me afastar, mas é muito difícil.

Algumas pessoas, por causa de sua própria bagagem e não pela validade de seus limites, não estão em posição de ter um relacionamento remotamente saudável com ninguém, muito menos com elas mesmas. Eu sei que parece que manter a calma, quando não se tem limites, e tentar fazê-las parar de maltratar e nos ferir, ou que esforços similares podem parecer o caminho mais correto porque talvez você não queira magoá-las, irritá-las ou abandoná-las. Sem limites, porém, incluindo aqueles que significam manter uma distância saudável ou ficar longe, a pessoa não experimenta as consequências naturais de seu comportamento. Você continua assumindo as responsabilidades dela, ela continua depositando as dela em você e você não assume a responsabilidade por si mesmo. Claro que é uma situação difícil. Você já passou por muita coisa com essa pessoa, mas não confunda tentar obter um retorno sobre o investimento e tentar fazê-la mudar com um motivo para ficar ou com amor e carinho.

Reconheça a bagagem que está chegando para você e quais são as semelhanças entre essa pessoa e outro alguém importante do seu passado. Quando queremos mudar, mas nos sentimos desleais ou como se estivéssemos fazendo algo errado, é porque isso representa um padrão que aprendemos na dinâmica da nossa infância.

Digamos que você tenha de abrir mão de um relacionamento por causa da resistência do outro a limites saudáveis. Que outros relacionamentos podem assumir esse espaço vago? Para o que você está abrindo a porta? Só quando abandonamos nossas ideias sobre o que pensamos que os relacionamentos *deveriam* ser — as imagens que pintamos em nossa mente — e aceitamos como eles realmente foram e são é que podemos discernir se o melhor é abrir mão daquele relacionamento e parar de interagir com aquela pessoa.

Sempre me considerei o tipo X de pessoa e sinto que os limites inibem isso.

Limites saudáveis expressam quem você é. Com frequência ouço: "Natalie, sou uma pessoa muito tensa ou muito espontânea, então sinto que estou sendo falsa". Você é humano e, portanto, está apegado a certas características e qualidades como parte de sua identidade, mas e se você for mais do que está tentando se definir? Se você acredita mesmo que é merecedor, será capaz de fazer isso *com* limites que permitem que você e seus relacionamentos cresçam, em vez de se manter pequeno e preso a hábitos que não estão servindo a você.

11

TRANSFORME EM DESEJO OU DIGA *NÃO*

No funeral do meu pai, ao ouvirmos os membros da família compartilhando histórias de como ele largaria tudo (incluindo sua esposa e filhos) para ajudá-los, a qualquer hora do dia, eu e meu irmão nos conscientizamos de que nunca tivemos uma chance. Não é de admirar que papai não fosse o pai de que precisávamos ou queríamos — ele não dava conta e estava preso em seu próprio ciclo de agradador. Sabendo o preço que isso cobrou, incluindo alcoolismo e relacionamentos distantes e tensos, naquele dia jurei parar de fazer as coisas de um lugar de culpa.

À medida que ganhamos consciência de como gastamos nossas capacidades, entendemos quando e por que nossa bagagem está aparecendo e começamos a nos repaternizar e a mudar gradualmente nossas atitudes para outras mais compassivas que nos levam em consideração, podemos nos encontrar lutando para saber quando dizer *não* e para decifrar o que precisamos ou queremos fazer.

Claro que estarmos presos em nossos hábitos de agradadores na maior parte ou ao longo de toda a nossa vida, e assim nos orientarmos para priorizar as necessidades, desejos, expectativas, sentimentos e opiniões dos outros, pode parecer estranho e perturbador. Nós nos sentimos inseguros

A ALEGRIA DE DIZER NÃO

sobre o que nos qualifica para dizer *não* e sobre o que os nossos sentimentos nos dizem sobre o que queremos ou não fazer, porque aprendemos a desconfiar e a não ouvir nossos sentimentos. E quanto às nossas obrigações e ao que os outros esperam de nós?

E assim podemos nos encontrar entre dois problemas opostos, quando não queremos continuar fazendo as coisas pelos motivos errados ou que nos façam sentir uma merda sobre nós mesmos e nossos relacionamentos, mas também não queremos estragar nossos relacionamentos e acabar sozinhos.

Vamos analisar de cima para baixo: quando não dizemos *sim* autenticamente, o dizemos com ressentimento, medo ou para nos desvencilhar, e isso leva a muito mais problemas do que se tivéssemos dito *não* logo de cara. Isso significa que precisamos *fazer disso um desejo, ou então dizer* não. A lacuna entre o que queremos fazer e as obrigações ou expectativas das outras pessoas é onde residem a tensão, o atrito e o ressentimento.

> Observe como você se sente e no que pensa quando
> está prestes a fazer algo, seja algo que lhe foi pedido
> ou que você espera de si mesmo ou decidiu fazer.
> *Parece um desejo ou uma obrigação ou regra?*

A grande pista para entender é o modo como você está se sentindo e pensando, incluindo os *deveres* e se suas preocupações se concentram em como sua imagem parecerá aos outros. Isso não tem nada a ver com o que você quer fazer.

PENSE EM ALGO que você gostaria de fazer. Como você sente isso em seu corpo? Mesmo se ficou um pouco nervoso, no que você pensou? Este é um exemplo de quando você quer fazer algo, então tem uma boa ideia de como é realmente *querer* fazer algo. Não é a mesma sensação de uma obrigação, de seguir regras ou de uma chantagem emocional para fazer

TRANSFORME EM DESEJO OU DIGA *NÃO*

algo. Não é a mesma sensação de quando se obedece em vez de concordar em fazer algo. Tenha em mente que, quanto mais tempo, energia, esforço e emoções você gastar dizendo *sim* de forma inautêntica, menos capacidade excedente você terá. Ser mais criterioso com seu *sim* protege seu bem-estar porque você entende a ligação entre *sim* e *não*, em vez de vê-los como distintos um do outro.

OBRIGAÇÕES SÃO, *tecnicamente*, sobre o que nos sentimos moral e legalmente inclinados a fazer, são o que sentimos sobre nossos deveres e compromissos, mas, graças à Era da Obediência, nossos sentidos de obrigação se estendem para muito além disso e, portanto, tendemos a *sentir, pensar* e *nos comportar* de acordo quando próximos de qualquer pessoa que consideramos ser uma autoridade ou quando nosso senso de agradador é ativado.

Como agradar é a forma como nos chantageamos emocionalmente para fazer coisas, tendemos a nos sentir obrigados quando nos tornamos conscientes de necessidades, expectativas, desejos, sentimentos e opiniões de outras pessoas e, por consequência, nos sentimos obrigados, mas muito do que consideramos ser obrigações são falsas percepções. Muitas vezes, trata-se de regras, *sugestões de tarefas* que devemos aceitar com conclusões precipitadas, não importa quão arbitrárias, inapropriadas ou irrelevantes possam ser. Elas criam nosso senso de obrigação moral porque pensamos que são nosso caráter e tememos nos decepcionar (ou aos outros) e nos meter em problemas.

Usamos regras (nossas próprias e de outras pessoas) para nos sentir seguros e nos proteger contra a recorrência do passado, mas tudo o que elas fazem é criar mais culpa e medo porque, seguindo as regras dessa forma, vivemos aflitos por estarmos "errados" ou ferindo e, assim, permanecemos presos no passado. Também acabamos com uma sensação desproporcional de transgressão, o que nos leva a acreditar que fizemos mais coisas ruins do que realmente fizemos ou que estamos ferindo as pessoas com nossos *nãos*.

185

Pense assim: toda vez que você faz algo por culpa, medo ou obrigação, isso *sempre* leva ao ressentimento. Talvez não hoje, talvez não amanhã, mas em breve.

O ressentimento é a nossa raiva, o resultado emocional de acreditar que fomos forçados ou que esperam que sejamos ou façamos algo que não queremos. Mesmo que a pessoa não tenha forçado, chantageado emocionalmente ou nos obrigado, fazer as coisas porque é o que você acha que se espera de você — e *não* porque você quer com base em quem você é — gera ressentimento porque, invariavelmente, você acaba se sentindo enganado.

> Temos de fazer disso um desejo ou dizer não, porque a obrigação está muito associada a sermos uma criança e às pessoas terem autoridade sobre nós — e o poder de nos tornar seguros ou inseguros. Se você não escolher conscientemente o que faz e o que não quer fazer, seu sistema nervoso não saberá a diferença entre o passado e o presente.

Quando você faz as coisas por obrigação, em vez de consentir conscientemente em fazê-lo, está agindo como se não tivesse arbítrio, como se não tivesse voz em suas decisões, como se ainda fosse aquela criança. E assim você viola seus limites e suas capacidades, fazendo coisas que o exploram ou desequilibram seus valores, seu caráter e como deseja viver sua vida.

Às vezes, você tem medo de dizer *não* porque sabe com cada fibra do seu ser que é exatamente assim que se sente, e parece quase egoísta honrar esses sentimentos e decepcionar a outra pessoa. Quando está supersintonizado com os sentimentos de outras pessoas, quando elas expressam um pedido, você o interpreta como uma obrigação a ser atendida.

Como abordamos no capítulo 2, a submissão é estar excessivamente propenso a concordar em obedecer aos outros, e isso significa que você

TRANSFORME EM DESEJO OU DIGA *NÃO*

obedece mesmo quando não precisa ou não quer, e quando não deveria. Isso é muito do que cria sua dor e seus problemas imediatos, porque, quando você agrada às pessoas mais do que ocasionalmente, não o faz apenas com aquelas que o prejudicariam ou teriam problemas com seus limites; você faz isso independentemente disso, porque já está em seu papel e geralmente gravita em torno de pessoas e situações que se encaixam nele.

Há uma diferença imensa entre conformidade e consentimento. Quando você consente, concorda consciente e autonomamente. Você sabe com o que está concordando e por quê. Mas a conformidade significa que você "consente" por omissão do acordo direto ou por silêncio ou inação, e isso não é consentimento; é obediência. Você concordou com algo como se não tivesse arbítrio, ou concordou com algo no piloto automático e só depois registrou o impacto.

Quando reage em vez de responder, em algum nível você se sente e se comporta como se fosse responsável pelo humor, pelos sentimentos e pelos problemas de outras pessoas, o que se chama codependência. Você se sente emocionalmente muito dependente dessa pessoa para sua definição e segurança e reluta em discernir suas responsabilidades porque fundiu suas necessidades, seus desejos, suas expectativas, seus sentimentos e suas opiniões com os dela, suprimindo e se reprimindo para cuidar de seus sentimentos e seu comportamento.

As pessoas não podem enxergar uma linha e um limite que você não criou, mesmo que pense que elas "deveriam". Ao transformar isso em um desejo — ao escolher conscientemente fazê-lo, mesmo quando talvez não seja algo que adoraria fazer —, você se atualiza para ser um adulto e reconhece onde você termina e os outros começam.

VOCÊ PODE DAR CONSENTIMENTO ENTUSIÁSTICO?

Marie Forleo, empresária e autora de *Tudo tem jeito*, é conhecida por dizer: "Se não for um claro que *sim*, então é um claro que *não!*". Embora essa frase possa ser verdadeira em alguns casos, às vezes nossos *sins* serão para coisas nas quais estamos moderadamente interessados. Nem tudo pode ser *claro que sim*. Às vezes, é um *sim* moderado, possivelmente porque *não* sabemos o que está envolvido, quando não temos certa capacidade restante ou se trata de uma coisa mais ou menos com a qual podemos consentir. A chave é também começar a perceber a sensação do não e usar esses dados para ajudá-lo a confiar em sua intuição e em seus limites, para que você possa se defender.

Quando você está ciente da necessidade, do desejo ou da expectativa de outra pessoa ou está pensando em ser ou fazer algo, faça estas perguntas a si mesmo:

O que estou sentindo?

O que está me deixando ansioso?

O que eu estou pensando?

Estou tentando controlar como sou visto?

Observe seus sentimentos e reconheça em que ponto, mesmo que você *queira* fazer algo, seus sentimentos de agradador surgiram. Devido ao seu hábito de agradar, às vezes se culpou quando, na verdade, faria isso *sem* se envergonhar ou se sentir ameaçado. Como resultado, você pode estar tão acostumado a fazer as coisas de um lugar de culpa que isso turvou as águas. Não é que não queira fazer coisas para seus entes queridos, mas

TRANSFORME EM DESEJO OU DIGA *NÃO*

você pode ter um senso tão desproporcional do que é obrigado a fazer que as expectativas das outras pessoas podem ser exaustivas e estressantes, mesmo quando você deseja fazer algo.

Se você é autocrítico e está tentando convencer, pressionar, envergonhar ou repreender a si mesmo para fazer algo; se seus pensamentos são sobre o que alguém pode dizer sobre você se não fizer isso, catastrofizando, furioso com as pessoas pedindo ou esperando que você faça algo, querendo controlar, ganhar, estar certo ou não perder, pare. Todas essas são mensagens suas de que, com base nisso, você precisa dizer *não*. Se você fosse em frente agora, seria pelos motivos errados.

Eu me deparo com muitas pessoas que concordam em ajudar, fazer trabalho extra e/ou não remunerado e participar de coisas que não querem fazer. *Todas elas* tinham pensamentos sobre como as pessoas poderiam percebê-las se dissessem *não*, chantageando-se emocionalmente para fazer essas coisas pelos motivos errados. O que elas não consideram são o impacto, o significado e as consequências de concordar com as coisas dessa maneira, incluindo como se percebem negativamente e como estão efetivamente roubando suas próprias capacidades.

O que você está pensando, sentindo e fazendo é mais do que qualificá-lo para dizer *não*, porque, caso contrário, você estaria fazendo o que quer que seja pelos motivos errados, mesmo que seja supostamente uma "coisa boa".

Faça disso um desejo, ou diga *não*.

> Treine-se para perceber as coisas de que você
> não gosta. Eu digo "é uma jogada difícil", na minha
> cabeça, e dou uma risadinha para mim mesmo.

TRANSFORME SEU ESTILO AGRADADOR EM UM DESEJO

Bondoso: observe quando você acha que dizer *sim* fará as pessoas se sentirem bem ou pensarem bem de você naquele momento e olhe além disso para o que realmente deseja.

Esforçado: observe quando você faria algo mesmo que ninguém estivesse por perto para reconhecê-lo e quando se ilumina ao fazer algo ou mesmo ao pensar nisso.

Desvencilhador: observe quando você está tentado a ceder para outra pessoa e use isso como uma sugestão para fazer uma pausa e sintonizar sua preferência pessoal.

Salvador: perceba onde algo é genuinamente benéfico para ambas as partes, em vez de você estar no papel de doador.

Sofredor: observe as coisas que você não precisa sofrer por fazer ou concordar — e siga mais esse sentimento.

CONTROLANDO A OBRIGAÇÃO E O RESSENTIMENTO

O que eu *quero* fazer e o que me sinto *obrigado* a fazer?

A obrigação pode ser real porque outra pessoa espera isso de você e comunicou que é um *dever*, mas pode ser que você se sinta obrigado mesmo que não seja porque fez disso um dever.

Se houver uma diferença entre seu desejo e sua obrigação, *esse* é o terreno fértil para o ressentimento. Você deve fazer o seguinte:

- Feche a lacuna, aproximando-se do que é autêntico (o desejo).
- Converta a obrigação em desejo.
- Comunique que você acredita que isso é uma obrigação.
- Ou você precisa dizer *não*.

TRANSFORME EM DESEJO OU DIGA *NÃO*

Por exemplo — e este é um cenário comum com o qual meus clientes lidam —, digamos que seus pais esperam que você ligue todos os dias. Quando você considera o que quer fazer *versus* a obrigação (falar todos os dias), e reconhece que talvez queira falar com seus pais apenas duas ou três vezes por semana ou não sente que isso tem de ser gravado em pedra e que você pode ligar quando quiser, ter de fazer ligações diárias é um problema. Você já está fazendo o dobro do que se sente confortável. Seu desejo por menos não se deve ao fato de ser uma criança má/malvada/ingrata; você está fazendo essas ligações pelos motivos errados e ultrapassando seus limites.

Encontre uma motivação saudável para continuar as ligações diárias que nada tenha a ver com manter uma *persona* ou um motivo oculto para remover ou acalmar a culpa e a obrigação e transformá-las em desejo, ou diga *não* à obrigação e coloque o fone no gancho. Por exemplo, pelo menos comece a chegar a um meio-termo ou estabeleça limites consigo mesmo sobre quanto tempo você gasta nessas ligações.

Aqui está algo que os agradadores muitas vezes se esquecem em sua busca por agradar: a maioria das pessoas não gosta de sentir que você fez algo por culpa ou obrigação, *mesmo que* — e eu sei que pode parecer absurdo — elas o culpem ou o obriguem a fazê-lo. E digo "a maioria" porque algumas pessoas não se importam com quão miserável você está. Elas querem que você obedeça e gostam de forçar o medo em sua consciência, e você precisa ter limites muito bons em relação a esse tipo de pessoa. Mas, se elas não são assim e respeitam limites (ou respeitariam se você desse a elas meia chance de conhecer os seus), então é um insulto ao seu relacionamento com elas. Fazer as coisas com base na obrigação o colocará no papel de criança e manterá o relacionamento em um nível inferior de maturidade. Você terá um comportamento passivo-agressivo, como chegar atrasado, ser mal-humorado ou fazer algo errado.

Isso não significa que elas ficarão entusiasmadas com isso quando você disser *não*, que não pode ou não quer fazer algo, mas tudo bem. Você não

191

A ALEGRIA DE DIZER NÃO

fica emocionado quando as pessoas dizem *não* para você! Mas elas odia-
riam pensar que a única ou principal razão pela qual você se envolve com
elas ou faz o que pedem é porque você se sente *obrigado*.

Tente fazer as coisas de um lugar de desejo para tratar a si mesmo e
aos outros com dignidade. Dê a elas um pouco de graça, não assumindo
o pior delas (a menos que realmente sejam) e conceda alguma confiança
com seus limites de que elas serão capazes de lidar com seus próprios
sentimentos sobre isso.

TESTE SEUS MOTIVOS

Se eu fosse em frente e fizesse isso e não obtivesse a resposta e a recompensa
esperadas ou imaginadas, eu ainda iria querer ir em frente e fazer isso? Se a
resposta for *não*, você precisa rever suas motivações para algo que reflita
desejo, uma escolha consciente, sem expectativa do que receberá em troca,
ou você precisa comunicar suas expectativas a essa pessoa para que cada
um de vocês possa partir de um lugar emocionalmente responsável. Se
você não pode fazer nenhum dos dois, precisa dizer *não*.

Estou tentando obter ou evitar algo? Se a resposta for *sim*, tente ser o mais
honesto possível consigo mesmo sobre se sua abordagem é uma maneira
delimitada de fazer isso ou uma maneira que representa seu hábito de
agradar às pessoas que evita ser muito vulnerável.

Aqui estão quatro passos para ajudá-lo a ter uma resposta assertiva de
quando reconhecer que precisa dizer *não*.

1. **Elabore o que você quer fazer *versus* o que acha que a outra pessoa espera de você ou qualquer obrigação generalizada.** Preste
   atenção às mensagens do seu corpo, dos pensamentos e até de suas

TRANSFORME EM DESEJO OU DIGA *NÃO*

ações que sugerem que você não quer fazer algo ou que é necessária uma conversa ou uma ação adicional. Dê a si mesmo espaço e graça para ter alguma noção do que está sentindo.

2. **Descubra o que você quer fazer e o que isso exige que você comunique.** Isso altera sua resposta de passiva (quando está ciente de seu desconforto ou seus verdadeiros pensamentos e necessidades, mas não faz nada nem sequer sugere isso) para ativa.

3. **Identifique o resultado assertivo desejado.** O que você precisa alcançar de forma assertiva? Por exemplo, eu digo: "Não quero fazer isso". Comunico ao meu amigo que "Vou [inserir plano]". Pode ser que você expresse uma ideia na reunião semanal ou fale sobre o que o está incomodando ou peça ajuda.

   Os resultados de assertividade desejados não podem ser sobre tentar controlar os sentimentos e o comportamento de outras pessoas! Se seu objetivo é fazer alguém dizer X, pensar Y ou fazer Z, você está abrindo mão do seu poder e de seus limites — e também está sendo agradador.

4. **Comunique o que você deseja ou a sua posição.** Mas vá com calma. Não há necessidade de preencher o que você precisa dizer com um monte de desculpas ou histórias. As pessoas se perdem! Elas simplesmente querem saber onde estão (e onde você está). Comece com clareza e depois acrescente detalhes. (Para obter ajuda, consulte a seção sobre *nãos* duros e suaves no capítulo 12). Se você não tem certeza do que quer, não há problema em dizer isso. Não force nem chantageie emocionalmente a si mesmo para concordar com algo ou deixar alguém fazer isso com você.

O PODER DA PAUSA

Não podemos controlar todos os inevitáveis da vida, mas podemos escolher como reagimos. A cada dia, cada escolha é uma oportunidade de fazer uma nova escolha. Gastar um pouquinho de tempo para fazer uma pausa interrompe hábitos de pensamento e comportamento de longa data. Uma pausa permite que você observe o ambiente, reconheça onde está, lembre-se de que seu chefe não é seu pai, seu parceiro não é o inimigo ou que você não é mais aquela criança. Você também precisa inserir uma pausa se estiver inclinado a dizer *sim* por costume. Estabeleça um acordo consigo mesmo de que, não importa quem seja, sempre que alguém fizer um pedido ou você se obrigar a dizer *sim* a algo, fará uma pausa de pelo menos dez segundos e reconhecerá como está se sentindo. Se não é bom dizer *sim*, é hora de estacionar o *sim* ou dizer *não* ali mesmo.

Darei um retorno a você é uma frase mágica que lhe dá espaço e graça para considerar. Se você tende a dizer *sim* reflexivamente ou quando realmente quer dizer *não*, torne isso uma regra pessoal para o futuro próximo. Use essa frase para ter tempo de conferir suas capacidades e ter uma noção do que deseja fazer. Dê a si mesmo tempo para perceber os pensamentos e as preocupações que surgem, bem como os sentimentos que você costuma disfarçar rapidamente com um *sim*. Ao fazer isso, você se tornará mais consciente, atento e presente. Se a pessoa disser que precisa de uma resposta agora, então é um *não*. Pronto, aí está. Algumas pessoas querem pegá-lo desprevenido. E outras acham que não aguentam esperar e adiar sua gratificação. Você não saberá disso se não se der tempo.

OBSERVAÇÃO PARA O DOADOR GENTIL

Um grande medo que nós, agradadores, temos é que dizer *não* nos transforme em palhaços de coração frio, egoístas e sem empatia e que ninguém mais queira estar perto de nós. Agradar às pessoas está tão entrelaçado com nossas identidades que tememos não ser nada sem isso, mesmo que estejamos muito infelizes com a situação.

Dizer *não* não vai matar seu espírito e impedi-lo de ser tudo o que se orgulha de ser. Você ainda pode ter todas as boas qualidades que valoriza *com* limites, caso contrário não estará sendo tão bom assim.

O negócio é o seguinte (e prepare-se): se você não se sentir bem depois de dar ou ajudar, então não deu nem ajudou. Se você não tem dois grãos de autoestima para esfregar, mesmo sendo a pessoa mais empática, compassiva, consciensiosa e bondosa de todos os tempos, então você, novamente, não tem dado.

Dar é a transferência total de algo.

Se você tem uma expectativa do que a pessoa deveria ser, fazer, pensar ou sentir em troca, *isso não é dar*. Você tem uma agenda oculta e está sacrificando a si mesmo para influenciar e controlar os sentimentos e os comportamentos da outra pessoa na esperança de ser recompensado com o que você precisa. Isso é um contrato, e, quando você tem uma expectativa do que deve acontecer *em troca* de sua contribuição, a outra parte precisa saber disso para que cada um de vocês possa tomar decisões emocionalmente responsáveis sobre como proceder. Agora, uma parte de você pode dizer: "Natalie, isso é um pouco difícil. Todo mundo não espera algo em troca quando faz alguma coisa?". Sim, mas também não.

Como pessoas, gostamos de receber reconhecimento e apreço por nossos esforços. Eles fazem parte de nossas necessidades emocionais. Mas, se fizermos coisas em busca disso e tivermos uma expectativa do que vamos receber de volta, ultrapassamos os limites.

A ALEGRIA DE DIZER NÃO

Por mais desconfortável que seja para você e as outras pessoas, inclusive eu, ouvir isso, ter uma agenda é manipulação. E os humanos, incluindo você, não gostam de sentir que estão sendo manipulados, seja por meio de comportamento abusivo ou por comportamento passivo e passivo-agressivo de agradar às pessoas.

> Ao torná-lo um desejo em vez de uma obrigação ou mesmo um sacrifício, permanecemos na nossa trilha.

Mas e quanto a fazer sacrifícios pelos entes queridos? Mesmo quando algo é um sacrifício porque paramos algo nosso para atender à prioridade maior de outro, quando o fazemos de um lugar consciente e delimitado, isso não é mais um sacrifício; estamos dando autonomamente. Temos consciência de quem somos e do que estamos sendo, fazendo e doando e, portanto, conhecemos nossos limites e nossas capacidades. Não estamos marcando pontos. Sacrificar *a si mesmo* não é dar, é automutilação. Não há necessidade de irmos à falência em qualquer sentido da palavra para ajudar. Isso é pedir muito e definitivamente não é uma obrigação. Tampouco você pode estar sempre fazendo sacrifícios e doando. Se você é sempre o doador, todo mundo é um tomador.

ABRACE LIMITES SAUDÁVEIS

- Toda vez que você desempenha um papel, ou está se ajustando ao papel de outra pessoa ou está tentando fazer com que a pessoa mude. Você então se sente ressentido porque obedecer em vez de consentir o faz se sentir enganado, ou a outra pessoa não cumpre sua parte da obrigação e se torna quem você quer que ela seja.
- Desvie o foco do que você receberá em troca e ficará surpreso com quantas "obrigações" e "regras" saem de sua lista e aliviam suas capacidades.

196

Quando você não tem apego ao que vai receber de volta, opera com base em quem você é.

- Como regra geral que abrange a esmagadora maioria das situações, se você não tiver uma resposta ativa e afirmar seus limites em situações em que precisa se representar, seu silêncio/conformidade/inação será considerado um *sim*. Tenha muito cuidado com o que você se compromete.

- Embora às vezes você diga "Não, nunca", a maioria dos seus *nãos* é mais como "Agora não". Não há necessidade de se comportar como se um *não* significasse que você está dizendo *não* para aquela pessoa para sempre. É simplesmente um *não*.

- Você não precisa mudar o que quer só porque alguém quer algo diferente.

- Só porque você sente ou sabe que alguém tem uma necessidade, não significa que você é obrigado a atendê-la. Não é *sua* necessidade.

- Se você quer que alguns dos seus *nãos* futuros se tornem mais fáceis, diga *não* agora e siga em frente. Seus *nãos* não precisam ser perfeitos. Seu *não* pode ser o mais legítimo possível e você pode dizê-lo gentilmente, e alguém ainda pode discordar disso. Vá em frente de qualquer maneira.

NÃO NÃO É O PROBLEMA

Como faço para que um ente querido pare de me culpar por fazer coisas?

Se um ente querido nos coage a fazer algo, age como se o tivéssemos machucado por não fazer X ou nos trata como se fôssemos responsáveis por seus sentimentos, sentir-se culpado é desagradável e é um terreno fértil para o ressentimento. Aqui está um roteiro prático que comunica o que está acontecendo, como a situação é sentida e percebida, o que precisa cessar ou acontecer e o que você valoriza. Ajuste-o para atender às suas necessidades.

"Quando você diz [insira não mais do que três exemplos específicos e o mais próximo possível do literal] ou faz [insira não mais do que três exemplos breves e específicos], parece que está me culpando e não gosto de me sentir assim. Se você quer que eu faça alguma coisa, peça. Você não precisa provocar minha consciência. Se eu puder ou quiser fazer, eu direi, e se eu não puder ou não quiser, eu direi. Sei que pode ser difícil de ouvir, mas não quero acabar ressentido. Eu valorizo nosso relacionamento e quero sentir que [por exemplo, posso aproveitar o tempo que passo com você], e é por isso que estou lhe dizendo isso."

Não temos de "sorrir e aguentar" às vezes? Certamente não podemos dizer *não* a tudo o que não queremos fazer.

Em todas as áreas de nossa vida, às vezes temos que fazer coisas que não estamos a fim. Isso se chama vida, e às vezes não estamos entusiasmados com certas tarefas, mas elas facilitam outros aspectos de nossa vida e nos ajudam a atender às nossas necessidades de maneira saudável. Sentimo-nos felizes em fazê-lo porque estamos dando a nós mesmos e às nossas prioridades. Temos a energia e os limites para fazê-lo. Por outro lado, sofrer inadvertidamente sendo agradadores significa que estamos sempre "sorrindo e suportando". Quando reduzimos a satisfação das pessoas, temos mais capacidades para fazer coisas que não estão apenas no topo da lista porque não estamos fazendo coisas que deveriam estar no final ou nem mesmo deveriam estar.

Isso significa que não tenho que fazer nada pela minha família? Porque isso parece duro.

Não. Somos obrigados a ajudar nossa família de vez em quando, mas podemos fazer isso com limites, reconhecendo a obrigação e cumprindo-a a partir de um lugar de desejo. Por exemplo, meu irmão passou por uma crise psiquiátrica e apareceu inesperadamente em nossa casa, que fica a quase

TRANSFORME EM DESEJO OU DIGA *NÃO*

quatrocentos quilômetros da dele. Embora fosse um dia antes de as meninas voltarem para a escola, na manhã seguinte eu me levantei às 6h e o levei para casa. Foi conveniente? Não. Eu estava cansada? Claro. Mas fiz porque pude e quis. Certifiquei-me de me proteger com autocuidado extra para restaurar minhas capacidades e ajustar meus compromissos nos dias subsequentes para não me comportar como se não tivesse passado por aquele grande evento.

Às vezes não tenho vontade de fazer algo, mas me obrigo a ir. Às vezes eu me divirto; às vezes, não. Como sei quando quero?

Embora haja, sem dúvida, valor em nos esforçarmos ocasionalmente para sair quando tudo o que queremos é não fazer nada, não adianta muito fazer isso quando acabamos nos ressentindo das pessoas ao nosso redor e nos odiando ainda mais. Precisamos saber a linha entre nos encorajar a sair de nossa zona de conforto e não ouvir a nós mesmos. É por isso que dedicar um tempo para entender suas capacidades e suas intenções é importante. Tente discernir a diferença entre os momentos de que você gosta e de que não gosta. Reúna os dados. Conheci meu atual marido em um evento ao qual eu realmente não queria ir porque não parecia atraente — acabou sendo ótimo — porque minha amiga me implorou para acompanhá-la. Não fui de má vontade. Eu percebi que queria. Mas outras vezes, mesmo quando as pessoas realmente querem que eu me junte a elas, se eu sei que estou superdesanimada, resmungando internamente e começando a me sentir ansiosa e com o corpo tenso, é difícil passar por isso. Em última análise, é tentativa e erro. Às vezes você perderá coisas, às vezes desejará ter perdido algo e, às vezes, ficará bem feliz por ter sido agradavelmente surpreendido.

Sei que preciso dizer *não*, mas me sinto tão culpada que acabo dizendo *sim* ou voltando atrás depois de dizer *não*. Por que me sinto tão culpado?

Papo reto: você se sente culpado porque é uma surpresa que, por um momento, tenha pensado em si mesmo. Não é que seus limites estejam errados

199

ou que você esteja fazendo algo errado; você está em território desconhecido. Seu corpo está lhe dizendo que tem muito poucos dados saudáveis sobre você e atende autenticamente às suas necessidades. Os sentimentos de culpa não refletem a situação real; são um hábito. Essa é a sensação que seu corpo está treinado para liberar quando você está nesses contextos. Portanto, reconheça o sentimento, lembre-se da verdade do que está acontecendo e siga, dizendo *não* sempre que puder e se acalmando, como falamos no capítulo da repaternização, e logo você perceberá que está bem.

Sinto-me culpado por não estar no trabalho ou não poder fazer algo devido a doença, licença-maternidade, esgotamento, luto e assim por diante. Como saber quando é hora de voltar?

Se a voz que o convenceu a fazer coisas que não eram do seu melhor interesse no passado é a mesma que o faz sentir-se culpado, não *é a hora*. Ou então você precisa tentar explorar o que deseja fazer. É bom ter uma folga. Você não é um fardo ou um preguiçoso. De um modo geral, os agradadores precisam de mais tempo do que gostariam para ultrapassar o ponto de ceder ao seu crítico interior e ficar mais alinhados com suas necessidades e capacidades.

Como sei se o pedido ou a expectativa de alguém é injusto e irracional?

Se fazer, ser, concordar ou tolerar algo não vai causar mais problemas ao impactá-lo negativamente, fique à vontade e o faça.

A coisa certa, saudável e compassiva a fazer em uma situação nem sempre será o que a outra pessoa deseja ou mesmo o que você deseja. Diga *não* ao injusto e irracional, porque às vezes o que você espera de si mesmo *também não é* respeitoso com você. Às vezes, tudo o que alguém precisa é de um sonoro *não* — então vocês dois saberão onde estão.

12

REDUZA AS INSINUAÇÕES

Nos dezoito meses entre o noivado e o casamento, tive uma série de conversas e reuniões estranhas com meu pai, nas quais insinuei conversas sobre casamento para incentivá-lo a assumir uma posição. Quando, depois de um ano de grandes pausas no estilo *reality show* e sentindo meu coração se partir um pouco mais a cada vez, ele ainda não havia dito nada, optei por interpretar isso como uma insinuação *dele* de que sabia que seria meu padrasto, que me criou desde que eu tinha 6 anos, que me levaria até o altar — e que ele não dava a mínima para isso —, e tivemos a conversa estranha mas necessária para clarear o ambiente. Um mês antes do casamento, minha tia perguntou sobre o traje de casamento de meu pai, e a verdade estranha, embora óbvia, sobre o papel de meu padrasto veio à tona, imediatamente iniciando uma fogueira de conflitos e forçando à tona muitos assuntos que a família evitava.

Se quer que alguém faça o que você quer, dê o que você precisa ou atenda a certas expectativas, existem várias opções para fazer isso, incluindo fazer favores e concessões para que eles potencialmente se sintam obrigados a retribuir da maneira que você deseja, precisa ou espera. Outras maneiras incluem ser manipulador, ser obstrutivo, ser gentil, fazer boas ações, permitir que eles o usem e parecer triste, para citar apenas alguns. Como resultado, quando você faz algo assim, limita suas opções para apenas insinuar ou ser obscuro.

Você sabe o que estamos fazendo para agradar às pessoas? Estamos mostrando a outras pessoas como se comportar usando "ser bom" para comunicar o que precisamos, queremos, esperamos, sentimos e pensamos sem sermos diretos e assertivos, mas também estamos tentando modelar como os outros "devem" se comportar de modo que mudem seus sentimentos e seu comportamento. É a insinuação, que, quando não está dando pistas para um jogo ou uma surpresa (divertida), é uma forma de comunicação passiva e passivo-agressiva na qual tentamos dizer algo sem dizê-lo para evitar a vulnerabilidade e qualquer coisa que possa levar à rejeição. Essa atitude de agradar às pessoas cria uma dívida que esperamos que os outros paguem, e isso inclui nossas palavras não ditas que esperamos que os outros captem.

A verdade é: em algum nível, eu esperava que meu pai levasse em conta minha omissão sobre seus quase 35 anos de ausência e sua falta de esforço e me poupasse de explicar que meu padrasto estaria no casamento. Eu queria que ele me dissesse que sabia como sua ausência e essa decisão eram dolorosas e difíceis para mim e como ele adoraria estar envolvido de alguma maneira. E você sabe o quê? Não era a expectativa mais louca, mas era uma expectativa irreal de meu pai com base em quem ele era. Isso, e eu estar evitando minha própria responsabilidade, fora de sintonia com minha integridade.

FIQUE MAIS CIENTE DAS SUAS INSINUAÇÕES COMO AGRADADOR

Bondoso: insinua continuando a ser "bem-comportado" para dar um bom exemplo, mesmo quando está furioso com o comportamento imbecil.

Esforçado: insinua tentando dizer e fazer a coisa "certa" com esforço ou mostrando a tensão de todos os seus esforços.

Desvencilhador: insinua com agressão passiva "sutil", ao mesmo tempo que diz que está tudo bem.

REDUZA AS INSINUAÇÕES

Salvador: insinua sacrificando-se ao ajudar e apoiar e, em seguida, mostrando a extensão de seu sacrifício.

Sofredor: insinua pelo sofrimento para chamar a atenção para sua necessidade e, em seguida, sofrendo para demonstrar como está sendo maltratado.

Por que os humanos insinuam? Porque achamos que é menos assustador ir devagar em vez de ir até o fim. Não queremos ferir sentimentos e esperamos que as pessoas descubram o que pensamos, sentimos, precisamos, desejamos e esperamos sem que tenhamos que nos expor. É por isso que, em vez de sermos diretos e dizermos *não*, contamos uma história grandiosa, continuamos adiando e protelando, parecendo tensos e constipados com nosso *não*, mas dizendo que estamos "bem" enquanto rezamos para que eles descubram que não queremos fazer isso. É por isso que não pensamos em ser diretos ou, se o fazemos, o medo domina nosso esfíncter.

O que efetivamente tentamos alcançar é um ponto de inflexão para agradar. É como se tivéssemos feito tanto bem, esforço, desvencilhamentos, salvamentos e sofrimento que finalmente chegamos em nosso grande dia de pagamento. As pessoas se sentem tão agradadas, culpadas ou obrigadas que finalmente nos recompensam com o que precisamos, queremos e esperamos.

Muitas vezes vemos insinuações como um requisito para navegar neste mundo, especialmente quando, dependendo de como fomos socializados e condicionados, podemos ter aprendido que falar por nós mesmos e ser direto é rude, agressivo, grosseiro ou alguma outra besteira. Assim, aprendemos estilos de comunicação que se encaixam em nossos papéis sem perceber quão passiva é nossa comunicação e como ela dilui ou apaga o nosso *não*, mesmo quando nos dignamos a expressá-lo.

Mas não estamos apenas insinuando como parte de nosso padrão de comunicação: também o fazemos para evitar conflitos e críticas, ao mesmo

tempo que expressamos silenciosamente (ou assim pensamos) nossa mágoa, nossa frustração e nosso ressentimento.

Todas as pessoas se envolvem em comportamento passivo-agressivo.
Não me olhe de soslaio — é verdade! Sempre que dizemos que estamos
"bem" ou "tranquilos", mas fazemos uma careta, agimos com mau humor,
continuamos a reclamar, mandamos mensagens curtas, batemos o aspi-
rador pela casa suspirando na esperança de que nossa família levante a
bunda e nos ajude na faxina (tosse), isso é agressão passiva.

A Era da Obediência nos ensinou a usar máscaras, então é claro que somos
passivo-agressivos. Aprendemos a projetar submissão enquanto dissimulamos
nossos verdadeiros sentimentos e nos tornamos experientes em não combinar
o que fazemos exteriormente com o que realmente sentimos por dentro.

A agressão passiva mascara nossos sentimentos ocultos de ressentimento, mágoa e frustração e, em seguida, os expressa sutilmente ou nem
tanto com um comportamento obstrucionista, resistente e conflitante, enquanto negamos que estamos fazendo isso se nos perguntarem, possivelmente ao apontar nossas boas ações ao mesmo tempo.

Seja qual for a forma como insinuamos, quando as pessoas não respon-
dem como esperávamos, isso reforça a ideia de que não adianta ser honesto
ou que os limites estão errados. Reduzir as insinuações é crucial porque
cria uma comunicação mais clara e delimitada, e paramos de esperar que
as pessoas leiam mentes ou que podemos dobrá-las à nossa vontade.

OS MARCOS DA COMUNICAÇÃO DELIMITADA

*Estou criando limites da forma certa? Este é um limite aceitável para mim? Eu
disse/fiz a coisa certa?* Ao tentarmos descobrir como dizer *não* e ser mais
claro para que estamos dizendo *sim* no processo, a ansiedade sobre se estamos entendendo os limites "certos" e a falta de comunicação podem nos

REDUZA AS INSINUAÇÕES

impedir. Um ponto de referência é uma característica facilmente distinguível que nos permite saber onde estamos. Você pode reduzir as insinuações e também se sentir mais seguro nos seus limites e no seu *não* usando esses marcos de comunicação delimitada para guiá-lo.

Compaixão. Este é um show completo: não estamos sendo tão compassivos se não nos incluímos em nossa compaixão. É preciso ter vulnerabilidade, empatia e bondade. Quando criamos nossos limites com compaixão, reconhecemos nossa humanidade, assim como a dos outros, e admitimos a necessidade de fazer o certo pela situação ou pelo relacionamento. A compaixão nos impede de desconsiderar nossos sentimentos sobre algo e, em seguida, usar nossa mente superlógica para nos convencer de que somos o problema.

Congruência. Trata-se de estarmos de acordo com quem dizemos que somos, o que estamos tentando comunicar e nossas intenções, de modo a reduzir as mensagens contraditórias para nós mesmos e para os outros. Quanto mais fazemos isso, mais resultados bem-sucedidos desfrutamos. É reconhecer onde estamos internamente discordando, hesitando e sofrendo enquanto aparentamos ser complacentes externamente, ou esperamos que os outros sejam e façam o que não estamos dispostos a fazer por nós mesmos. Devemos ser o que buscamos.

Clareza. Em vez de evitarmos ir até o fim e confiarmos nos outros para descobrirem o que queremos dizer, nos esforçamos para ser mais claros e diretos, tanto verbalmente quanto em ações, e, quando percebemos que não fomos claros, evoluímos da próxima vez por aí. A clareza exige vulnerabilidade e responsabilidade por nossos sentimentos, portanto também precisamos estar preparados para fazer perguntas necessárias, em vez de sermos ambíguos ou enterrar a cabeça na areia. Quando você expressa o que funciona e o que não funciona para você, precisa comunicar como se sente e como o comportamento dos outros o afeta (geralmente omitimos essa parte) por meio de como nos apresentamos.

Propriedade. É comunicar-se a partir de um lugar de adulto, o que significa estar ciente de nossas responsabilidades. Temos de prestar atenção em nós mesmos, em vez de negar nossos sentimentos ou continuar a nos envolver sem limites e tentar fazer as pessoas mudarem para que possamos nos sentir melhor com o que estamos fazendo. É garantir que o que expressamos ou afirmamos sobre alguém seja baseado em conhecimento, não projetando o passado ou os próprios sentimentos e pensamentos, e que também usemos "eu" em vez de mudar o foco para os outros.

Graça. Isso significa expressar nossos sentimentos, nossas crenças e nossas ideias, bem como expressar a verdade (ou nossas verdades) com respeito. É ver os limites como uma maneira de desenvolver um relacionamento, não como um meio de governar os outros. O uso da abordagem dupla garante nossa permanência em nossos próprios caminhos e para não nos envolvermos inadvertidamente (ou intencionalmente) em busca de atenção ou na vilania dos outros, presumindo automaticamente que eles nos farão mal se dissermos *não*.

ARRUME SEUS *NÃOS*

Agora que estabelecemos que o *não* não é um palavrão, é crucial reconhecer que existem dois tipos de *não*.

> Um *não* "duro" é um *não* direto, e um *não* "suave" é algo que pode ser percebido como um *não* indireto ou usando palavras para tentar decepcionar a outra pessoa de maneira gentil.

REDUZA AS INSINUAÇÕES

Tipicamente claro e conciso, um *não* difícil pode ser desconfortável, não porque seja "ruim", mas porque vai direto ao ponto e é bem pé no chão, algo que pode surpreender o destinatário porque ele pode esperar balela ou bajulação. É aquele que você frequentemente precisa usar, mas teme ou evita porque não quer parecer duro/rude/difícil/egoísta/malvado/frio/alheio à equipe e todos os outros julgamentos que você fez de si mesmo quando está se chantageando emocionalmente e questionando sua maneira de fazer as coisas. Difícil não é igual a "grosseiro", mas pode soar punitivo, abrupto ou hostil se for expressado com nervosismo após o uso excessivo de *sins ou nãos* suaves.

Embora um *não* suave não seja necessariamente prolixo, ele tende a ser acompanhado por um nível de detalhamento ou de desculpas porque, conscientemente ou não, você sente que precisa mensurar o *não*. Tudo bem, *desde que* você seja assertivo em vez de soar culpado. Cada um leva a resultados diferentes. Pense em um *não* suave como aquele que você pode usar para pessoas que conhece bem o suficiente para ter certeza de que elas o respeitarão imediatamente. É também, no entanto, aquele que você usará quando tiver medo de ser direto com alguém (ou em geral).

Você também pode usar *nãos* suaves como uma tática para ganhar tempo, o que permite que você crie coragem (espero) para dizer *não* e/ou encontrar uma desculpa. Às vezes, eles podem ser meios *nãos*, quando você meio que diz *não*, mas diz à pessoa que vai pensar sobre isso ou entrará em contato (ocasião na qual você pode *não* atender ao telefone). Quanto mais insosso ou detalhado o seu não, mais ele soará como um *talvez*. Ou pode soar obscuro.

Use um *não* duro quando...

- A situação ou pessoa requer clareza e concisão. As pessoas precisam da sua história de vida ou de um espaço na sua agenda?
- A pessoa gosta de coisas diretas, sem enrolação, ou odiaria sentir que seu pedido fez você se sentir mal ou culpado.

207

A ALEGRIA DE DIZER NÃO

- Você tem experiência em dar *nãos* suaves sobre essa pergunta ou assunto específico e já conhece o impacto disso em seu bem-estar e quer se poupar do estresse.
- A pergunta é inapropriada e sem sentido, ou você já deu um *não* suave e eles ainda estão pressionando. Um *não* suave (ou um agrado) apenas forneceria um alívio temporário da ansiedade e atrasaria o inevitável *não*.

Use um *não* suave com parceiros, amigos, família, colegas de trabalho e outros que respeitam consistentemente seus limites, ou quando você estiver preparado para mudar para um *não* duro se ficar claro que é necessário.

- Você pode optar pelo *não* suave porque deseja amortecer o *não* com detalhes suficientes para que a pessoa continue a tê-lo em alta estima ou para que o *não* não coloque em risco o relacionamento ou as perspectivas futuras de conseguir algo. Tudo às claras. Todos nós fazemos isso! Conhecer suas intenções, seu "porquê" é importante porque, se o que se segue não refletir seus limites, você precisará desenvolver seu *não* para que fique mais claro.
- Se você ainda está falando depois de três ou quatro frases, seu *não* não apenas é suave, mas também é flácido. Pare para respirar. Observe a pessoa para quem você está dizendo *não*.
- Se você está demorando para escrever e reescrever o que poderia ser uma resposta de duas linhas, seu *não* é suave. Você está ansioso com alguma coisa ou tentando controlar como as pessoas o enxergam.
- Se você pode dizer seu *não* suave em menos frases, diga-o em menos frases. As pessoas não precisam nem querem o recheio.
- Os *nãos* suaves são mal utilizados e mal interpretados quando são cheios de detalhes, desculpas, justificativas e até mesmo drama, que obscurecem as razões genuínas e seus limites. Tenha intenções claras.

REDUZA AS INSINUAÇÕES

Você está tentando fazer com que a pessoa se arrependa de ter perguntado para que ela não faça de novo? Questionar sua integridade ou sua linguagem e seu comportamento pode sinalizar que você se sente culpado e está aberto a negociações. Esse último elemento faz com que as pessoas obscuras quase esfreguem as mãos de alegria com a oportunidade.

- Se você não é intencional e delimitado com *nãos* suaves e, em vez disso, confia neles para controlar como os outros o enxergam, eles acabam tendo o efeito contrário; portanto, se você deseja encontrar alegria em dizer *não* ou os efeitos posteriores disso, seja intencional em sua escolha do *não* sempre que puder.

Se você ainda se sentir desconfortável com um *não* duro, tente colocar um *não* suave entre dois *nãos* duros. Por exemplo, você pode dizer: "Obrigado por pensar em mim, mas não poderei comparecer. Estou com uma agenda bem cheia no momento, então estou economizando meu tempo livre. Agradeço o convite e espero que dê tudo certo, mas não poderei ir".

O que você descobre ao incorporar alguns *nãos* duros em seu vocabulário é que muitos vão aceitá-los, então você se poupará de reflexões e conversas longas ou desconfortáveis. Isso também fará com que você não evite mais atender ao telefone ou se esconder atrás de pilares porque teme ser questionado novamente. Nos casos em que mais perguntas são feitas, você pode adicionar um toque de *não* suave.

Em vez de ver o *não* como algo que desaponta alguém (e depois tentar decepcioná-lo gentilmente, e não "duramente"), trate todos os *nãos* como se estivesse respeitando as pessoas o suficiente para deixá-las saber em que ponto elas estão.

209

"O QUE VOCÊ QUIS DIZER COM ISSO?"

Essas sete palavras mágicas são uma variação assertiva da realidade que permite que você reconheça seu desconforto ou sua incerteza sobre algo ser claro. *O que você quis dizer quando disse [repita o que eles disseram o mais fielmente possível]? O que você quis dizer quando disse [insira uma breve descrição factual do que eles fizeram]?* Em relacionamentos íntimos que você valoriza, fazer essa pergunta o impede de tirar conclusões precipitadas e promove uma maior intimidade. Repetir o que alguém disse ou descrever seu comportamento os ajuda a ver a realidade e como eles são vistos, e não como eles acham que são em sua imaginação. Isso também demonstra alguém que busca assertividade nas pessoas e questiona um comportamento obscuro ao confirmar o que elas disseram ou fizeram, esclarecendo o que elas quiseram dizer.

ACORDOS FACTUAIS COM PESSOAS COMPLICADAS

Não importa se você insinua, picha com spray ou comunica de maneira clara e "gentil", há algumas pessoas em sua vida que não estão interessadas em ter uma dinâmica saudável com você quando o assunto é seu próprio comportamento. A armadilha na qual tantas pessoas caem é que elas continuam tentando apelar para o lado emocional desse tipo de pessoa e sua consciência, sem perceber que isso as expõe a mais danos e que é o equivalente a descer um balde num poço vazio e se perguntar por que ele volta vazio. Pare com a loucura e atenha-se aos fatos.

Para os obscuros e inclinados ao narcisismo, fatos são como o alho e a luz do sol para os vampiros. Use a abordagem factual para ficar menos

REDUZA AS INSINUAÇÕES

vulnerável ao *gaslighting*, mas também para ajudá-lo a reconhecer quando os fatos o intimidam e tornam suas táticas coercitivas e abusivas. Lide apenas com fatos.

- Você disse…
- Você fez… (descreva factualmente o que eles fizeram).
- Descreva o problema e conecte-o com o impacto ou a consequência.
- Mencione datas.
- Registre as coisas com as quais eles concordaram, colocando-as em um e-mail.
- Quando eles tentarem desviar a conversa para uma discussão secundária, trazendo à tona coisas antigas ou mudando o foco, não aceite — atenha-se aos fatos.

Aqui estão alguns exemplos de colocações:

- "Quando você grita comigo e me xinga, não é somente um modo inapropriado de defender sua opinião, mas também me faz sentir desmoralizado e chateado." Você também pode acrescentar: "Um relacionamento com respeito mútuo é muito importante para mim. Por mais que eu ame e cuide de você, não vou poder continuar nesse relacionamento se você gritar comigo e me xingar a cada vez que tivermos um desentendimento".
- "Combinamos às sete e meia, não às oito e meia, o que significa que teremos menos tempo porque já tenho compromisso para as dez."
- "Quando você chega atrasado, fico esperando, e é muito frustrante."
- "Você disse que ia ligar às três, e agora são quatro. Terá que ser uma ligação rápida, pois tenho uma reunião." E então siga a partir daí.
- "Estou pensando se você está falando sério porque você está voltando atrás no que combinamos anteriormente."

Outras dicas incluem:

- Evite dizer "você sempre" ou "você nunca" porque eles vão aproveitar isso e imediatamente abrir um buraco em seu argumento, inventando algo ou mencionando aquela vez em 1982, quando eles acham que fizeram algo que refuta sua afirmação.
- Embora você esteja compreensivelmente chateado com as ações deles, se você se concentrar apenas nisso e não começar com os fatos, eles contestarão sua avaliação das coisas ou mudarão de assunto para ficarem chateados com você por causa dos seus comentários. Por exemplo: "Você me faz sentir bem inadequado. Por que não sou bom o suficiente para você? O que eu fiz de errado?" não expressa "Você mentiu para mim sobre XYZ e está tomando a liberdade de fazer ABC".

Quando você se apega aos fatos com pessoas que odeiam fatos, elas percebem seus limites e admitem que não podem mais zoar você.

Não que você precise renegar suas emoções, mas sim parar de agir como se estivesse se sentindo dessa maneira ou que ambos compartilhem os mesmos desejos.

DISCO ARRANHADO

Na posição de agradadoras, pode ser doloroso quando as pessoas não aceitam nosso primeiro ou mesmo o nosso quinto *não*, e isso pode nos desgastar e nos fazer dizer *sim* para tirá-las das nossas costas. Claro que esse tipo de *sim* só nos causa dores e problemas. A estratégia do "disco arranhado" é uma técnica comum de assertividade, quando você se comunica de uma maneira mais reconfortante, persistente, calma e respeitosa que reforça seu ponto de vista.

REDUZA AS INSINUAÇÕES

O objetivo é dizer claramente o que você precisa dizer da maneira mais calma e relaxada possível. O objetivo final é que elas ouçam, aceitem sua resposta e se afastem.

Considere o seguinte exemplo de conversa:

Colega de trabalho: Saco, preciso de ajuda neste projeto [e passa a dar uma explicação, mas você percebe que é demais para você assumir].

Você: Eu entendo que você está empacado, mas, com base no que você precisa, *não* vou conseguir te ajudar desta vez.

Colega: Sei que parece muito, mas você é tão brilhante e rápido que tenho certeza de que não seria demais para você. A gente vai se divertir e tenho certeza de que [o chefe] vai achar ótimo. Vamos nessa?

Você: Obrigado, mas, de verdade, eu *não* posso. Já tenho muita coisa, e é impossível eu conseguir fazer isso também. Não quero me esforçar demais e mesmo assim acabar decepcionando você ou estragar o seu projeto.

Colega: Não consigo imaginar isso de você. Tenho certeza de que você vai mandar bem.

Você: Acho que não estou sendo claro o suficiente, mas, de verdade, *não* posso assumir.

Nesse ponto, você pode sugerir outra pessoa ou pode dizer: "Como eu disse, é impossível para mim assumir, e agradeço por você ter tanta

213

confiança nas minhas capacidades, mas, se você ainda estiver com esse problema depois que eu entregar os meus projetos, posso ajudá-lo com _____ e com _____ [elementos específicos do projeto em oposição a todo o resto]".

Se a solicitação vier de uma fonte respeitosa e for algo que, com uma discussão mais aprofundada, respeite cada uma das suas necessidades e expectativas, vocês poderão encontrar uma solução com a qual ambos possam conviver.

Você pode, compreensivelmente, sentir-se nervoso, especialmente se não estiver acostumado a dizer *não* ou se a pessoa for persuasiva, persistente ou mesmo petulante. Conforme você repete e evolui a afirmação da sua posição, muitas vezes o nervosismo se dissipa, até porque, estando no presente, você está ciente do que está acontecendo e de como a pessoa que não respeita o seu *não* está agindo a partir de sua bagagem, não com base na validação do seu *não*. Você reconhece que, independentemente do que ela diga ou faça, sua resposta ainda é que você não pode atender ao pedido porque reconhece seus limites.

ABRACE LIMITES SAUDÁVEIS

- Tenha expectativas realistas em relação ao seu *não*. Seus limites são para você em primeiro lugar, e não para tentar governar os outros. Não importa quão válido seja o seu *não*, não importa quão gentilmente você o diga, as pessoas nem sempre responderão como você gostaria. Eles não precisam responder "bem", e, se não o fizerem, isso tem mais a ver com a bagagem deles, além de possivelmente não estarem acostumados a ouvir um *não* de você.

- Às vezes, você terá de dizer *não* mais de uma vez, embora, em teoria, as pessoas devessem saber quando estão com altas expectativas ou fora

REDUZA AS INSINUAÇÕES

da realidade. Mas elas não sabem porque são humanas e, mesmo que soubessem, esses são seus limites, então você precisa comunicar o que funciona e o que não funciona para você.

- Prepare-se para o sucesso, não para o fracasso. Não entre com todas as armas em punho ou agindo como se fosse ser atropelado. Lembre-se de que é mais do que normal dizer *não* e que se trata de manter sua vida sob controle.

- Respire profundamente. Algumas pessoas acham útil contar até dez e depois voltar até o um para se reequilibrar.

- Não se concentre em decepcionar as pessoas gentilmente, porque é assim que o seu agradador se envolve e tenta assumir a responsabilidade pelos sentimentos e comportamentos deles. Isso também reforça uma crença subjacente de que o *não* fere os sentimentos das pessoas. Não fere — a dinâmica, sim.

- A maioria das pessoas, mesmo que não percebam até reanalisarem o fato, gosta de saber qual é o lugar delas. As únicas que não gostam são aquelas que tiram proveito do fato de você não saber qual é o *seu*.

NÃO NÃO É O PROBLEMA

Percebi que algo não está funcionando para mim, mas não me sinto pronto para contar à pessoa ou lidar com seus sentimentos sobre isso. O que eu digo se ela me perguntar o que há de errado?

Eu acredito, e é bem provável que, com o tempo, você vai se sentir mais pronto. Esse espaço pode parecer um limite que você precisa assegurar, mas não espere para se sentir 100% pronto, porque a maioria de nós, a menos que sejamos do tipo que brigaria com um saco de papel, não tem pressa de arriscar conflitos ou críticas. Aqui está a chave: no momento em que a pessoa perguntar, não negue,[1] porque isso seria *gaslighting,* algo de que todos os humanos às vezes são culpados. Quando você nega a realidade de outra pessoa, faz com que ela desconfie e duvide de si mesma, então não diga a ela que está tudo bem quando, por exemplo, você está ignorando suas mensagens de texto e ligações ou está prestes a terminar o relacionamento. Mas isso não significa que você tem de se abrir totalmente. "Você tem razão. Eu tenho sido [reconheça o que ela percebeu]. Estou passando por algumas coisas no momento e preciso de tempo para entender isso melhor. Podemos nos encontrar na próxima semana?" Ou, se você já sabe e está tentando evitar o confronto, expresse da melhor maneira possível o que está acontecendo.

Larguei a insinuação e fui direto ao que estava me incomodando, e nada mudou. O que isso significa?

Parabéns por verbalizar isso. Eu sei que deve ter sido desconfortável. O fato de você não sentir uma mudança imediata não significa que falar foi uma perda de tempo. Você se mostrou. Você está tentando ser mais honesto. Continue. É absolutamente normal mostrar para as pessoas quando algo não funciona para você, mas isso não significa que elas vão fazer algo ou se mexer por você. Elas têm diferentes níveis de consciência e talvez não vejam suas intenções e ações com os mesmos olhos que os seus. Em vez de se empenhar que mudem seu foco e corrijam seu comportamento para que você se sinta melhor, continue fazendo o necessário por si mesmo para se sentir melhor. Isso lhe dará uma noção mais clara de como deseja proceder e mais domínio sobre o seu lado do perímetro. Certifique-se de que, ao comunicar o que o incomoda, você também, quando puder, deve expressar o que deve mudar ou o que você precisa ou deseja. Muitas vezes, as pessoas se esquecem dessa parte.

---

1 Se essa pessoa é abusiva e você teme por sua segurança, então há uma razão legítima para não se manifestar sem que ela se torne violenta ou use seu charme para convencê-lo a ficar.

REDUZA AS INSINUAÇÕES

Tenho tendência a me sentir confuso quando sei que preciso dizer *não*. Por quê?

Muitos agradadores têm um padrão de se sentir confusos em situações em que precisam, querem ou devem dizer *não*. Não é apenas parte de sua resposta de luta-fuga-congelamento, mas também é o hábito de rotular os sentimentos que surgem nesses contextos. Precisamos prestar atenção de onde vem nosso hábito de dizer que estamos confusos como uma estratégia para evitar nossos sentimentos de desconforto ou a verdade sobre o que a outra pessoa está fazendo.

Eu amo essa pessoa, mas ela realmente me decepcionou. Nós já falamos sobre isso, mas o assunto continua voltando quando ela diz ou faz algo que me faz pensar que ainda não entendeu. O que eu preciso entender?

O assunto não vai embora porque, mesmo que você tenha expressado que está um pouco ou muito chateado, há algo que evitou dizer explicitamente por medo de ferir sentimentos ou de ter consequências negativas. Talvez você tenha apenas rodeado ou não deixou claro o que gostaria que acontecesse a seguir. E agora você está ressentido e irritado ao perceber que os poupou e que mesmo assim ainda estão sendo insensíveis. Diga o que precisa ser dito para que ambos entendam. Permitir a possibilidade de conflito faz parte da intimidade. Você não precisa discordar o tempo todo, mas precisa saber que, quando precisar, pode e vai. Permita-se ser visto e ouvido para que possa sair do outro lado dessa experiência.

Meus pais continuam reclamando que eu ainda não me casei e que querem netos toda vez que conversamos, e eles continuam mesmo sendo óbvio que estão sendo desagradáveis. O que posso dizer a eles?

Uma amostra dessa cena poderia ser: "Quando conversamos e seu principal assunto é [perguntar por que ainda não estou em um relacionamento ou casado, ou quando vou lhes dar um neto, ou me comparar aos filhos dos seus amigos], tenho a sensação de que não estão interessados em mim e que os estou decepcionando e falhando. Não é uma sensação agradável, e também não gosto de ficar com medo dos seus telefonemas ou de ficar nervoso quando vou visitá-los sabendo que vou precisar defender quem eu sou. Mesmo que eu não seja quem vocês esperavam, preciso que parem de me fazer sentir mal comigo mesmo e ser quem vocês querem que eu seja. Caso contrário, isso afetará nosso relacionamento e ficarei chateado. Eu valorizo o nosso relacionamento e quero sentir que [posso aproveitar o tempo que passo com vocês], e é por isso que estou lhe dizendo isso".

Meus pais ficam reclamando do meu irmão e esperam que eu tome partido. O que devo fazer?

Pais que interferem e manipulam relacionamentos entre irmãos têm péssimos limites. Isso gera culpa, vergonha e separação. Seus pais precisam encontrar outra pessoa para reclamar, especialmente quando querem que você tome partido ou quando isso interfere em seu relacionamento com seu irmão. Irmãos têm o direito de reclamar uns dos outros sobre os pais, mas os pais, dada sua autoridade e sua posição, não podem fazer isso com os filhos, mesmo adultos. Você também pode dizer: "Mãe/Pai, entendo que as coisas estão difíceis entre você e [o irmão], mas não posso me envolver nisso". Experimente a estratégia do disco arranhado dizendo: "Não quero discutir/me envolver nisso". Lembre-se: outras pessoas também têm bagagem, e muitas vezes a razão pela qual um pai está fazendo isso, além de ser um hábito, é que talvez tenha acontecido na própria dinâmica familiar dele.

Não vou atrair mais conflitos para minha vida sendo mais direto?

Associar franqueza com conflito tem origem em nosso condicionamento social. Isso nos faz selar nossos sentimentos e temer sermos desobedientes, por isso temos uma baixa tolerância ao desconforto quando próximos a possíveis conflitos e críticas. Isso cria expectativas irrealistas

REDUZA AS INSINUAÇÕES

sobre dizer *sim* e *não*. Se você é sempre indireto ou diz *sim* mesmo quando quer dizer *não*, estará em constante conflito interno consigo mesmo e também atrairá mais dor e problemas. Por que fingir que está mantendo a paz quando você está silenciosamente travando uma guerra consigo mesmo?

13

APRENDA COM AS ERUPÇÕES E OS DESAFIOS

Quando compartilho histórias desse período de dezessete anos (e continuo contando) da minha vida, em que venho me recuperando do ciclo de agradadora, as pessoas muitas vezes supõem erroneamente que o encontro com meu atual marido e ter meus dois filhos foi meu final feliz. Essas suposições atendem a um equívoco comum de que simplesmente precisamos nos virar por conta própria ou anunciar nossos limites e que, quando conseguimos o que queremos, o trabalho estará finalizado.

O que eu tive naqueles primeiros oito meses foi um curso intensivo, e pensei: *Humm, então eu posso seguir assim, pois isso me deu uma amostra de como eu e minha vida podemos melhorar. Não sei o que vem pela frente, mas vou me comprometer com esse curso até o fim da vida e ver aonde isso me leva.*

E o resultado disso foi experimentar muita alegria *e também* ser testada para o que parecia ser o clímax absoluto.

A maternidade e o fato de ter esse parceiro me colocaram cara a cara com a maneira como muitas vezes eu automaticamente (e desnecessariamente) adiava minhas necessidades e não pedia ajuda quando precisava, entre muitas outras coisas. O trabalho autônomo colocou em foco meu perfeccionismo e meu modo de agradar às pessoas, forçando-me a

APRENDA COM AS ERUPÇÕES E OS DESAFIOS

estabelecer limites comigo mesma e a confrontar meu medo de rejeição e fracasso.

Mas *existe* um momento decisivo nessa jornada que marcou o início de vários anos do que parecia ser um caminho de provações: o casamento e a eventual decisão de ter meu pai e meu padrasto me conduzindo até o altar.

Por mais lindo que tenha sido aquele dia, foi o marco do fim de um fingimento de que a ausência e o abandono de meu pai não haviam devastado a mim, a nós. Levei alguns meses para assimilar que meu pai e a maior parte desse lado da família haviam se distanciado de mim, e isso desencadeou uma dor e uma raiva profundamente enterradas. Passei os quatro anos seguintes abordando esse silêncio com várias terapias, ao longo do meu dia a dia e com outras erupções e desafios que surgiram em meu caminho.

Quando eu sentia que estava ficando mais equilibrada, algo mais acontecia, como o conflito com a minha sogra e receber o tratamento silencioso de minha mãe por um ano até um momento em que meus limites não se encaixavam em suas expectativas. Ou quando um de meus irmãos e meu cunhado ficaram gravemente doentes ao mesmo tempo enquanto lidavam com uma pessoa racista entre a venda de uma casa e a compra de outra. Eu estava me esforçando para conseguir mais, me sentindo desamparada e, às vezes, sofrendo com acufeno (quando você ouve sons internamente) e me sentindo tão frustrada com tudo e comigo mesma por não ser capaz de resolver as coisas que fiquei deprimida. Houve a ligação de minha madrasta sobre o câncer do meu pai, minha reconexão com ele e, mais tarde, segurar sua mão quando ele morreu dez meses depois com um grande sorriso no rosto. Tirei alguns meses de férias após sua morte para tentar voltar ao "normal", apenas para descobrir que não tinha capacidade suficiente para fazer tudo o que eu costumava fazer e, portanto, fui obrigada a desacelerar, fazer muito menos e passei mais de dois anos me sentindo "perdida" para então tropeçar em mais alegria ao longo do caminho. E assim sucessivamente.

A ALEGRIA DE DIZER NÃO

Existem armadilhas extremamente comuns nas quais podemos cair em nossas jornadas de recuperação, incluindo as seguintes:

- Ter a esperança de dizer *não* para algo pelo menos uma vez.
- Ter a esperança de colocar um esforço concentrado nos limites por alguns meses ou durante um período difícil e acreditar que isso será suficiente, sem ter construído limites consistentes.
- Ter a esperança de que as pessoas se voltem e sejam gratas por finalmente termos verbalizado depois de nos contermos ou quando apontamos algo, em vez de reconhecer que elas sentirão desconforto e reagirão a partir de onde quer que estejam com sua própria bagagem emocional.
- Não esperar resistência quando dizemos ou pedimos gentilmente ou se o nosso limite for válido.
- Acreditar que, por termos feito esse trabalho por conta própria, não vamos mais nos deparar com velhos problemas e desafios ou que eles deveriam se tornar mais fáceis, e então nos sentimos fracassados ou desiludidos com os limites.
- Ultrapassar as delimitações ao esperar que as pessoas tenham mudado e estejam dispostas a ser mais respeitosas em razão do que estamos fazendo.
- Pensar que temos tudo sob controle e então nos sentirmos feridos quando algo acontece apesar de nossos melhores limites.
- Não esperar que as pessoas digam *não*.

Mesmo que você tenha feito o possível para ser uma boa pessoa ou mesmo que tenha começado a dizer *não*, você experimentará desafios e, às vezes, erupções. E, seja durante esses eventos ou depois, ou mesmo nos meses ou anos seguintes, você vai aprender com esses desafios, às vezes de bom grado e outras vezes com os dentes cerrados ou chutando e gritando enquanto tenta agir corretamente ou resgatar as coisas como costumavam ser.

APRENDA COM AS ERUPÇÕES E OS DESAFIOS

Às vezes, você tomará o que pode ser uma decisão de fração de segundo para pegar um atalho para obter ou evitar algo. E você pode até se esquecer de que tomou essa decisão, mas seus limites não, e isso pode se voltar contra você de alguma forma. Isso não é porque você está sendo punido. Nossas ações e intenções, conscientes ou inconscientes, têm consequências. Como eu disse anteriormente, o modo como fazemos algo é o mesmo com que agimos em muitas outras coisas. É uma metáfora de como abordamos a vida. Se tendemos a ignorar nossas próprias necessidades básicas, como ir ao banheiro, fazer refeições regulares, dormir e descansar, é porque estamos nos omitindo. Quando passamos por erupções e desafios, somos forçados a ter um pouco mais de cuidado, a parar de pular as pequenas coisas que podem levar às grandes coisas.

APRENDA COM AS ERUPÇÕES E OS DESAFIOS DE ACORDO COM SEU ESTILO DE AGRADADOR

Bondoso: terá de enfrentar as limitações de sua imagem e aprender a ficar bem em nem sempre gostar ou estar certo.

Esforçado: terá de enfrentar as limitações de suas capacidades e aprender a ficar bem fazendo menos.

Desvencilhador: terá de enfrentar as limitações de sempre se relegar e aprender a ficar bem com seu desconforto e o dos outros.

Salvador: terá de enfrentar as limitações de renunciar a si mesmo para estar ao lado dos outros e terá de aprender a se colocar em primeiro lugar.

Sofredor: terá de enfrentar as limitações de confiar em sua vitimização como parte de sua identidade e aprender a ficar bem e se permitir ser feliz.

A ALEGRIA DE DIZER NÃO

NAVEGANDO E PROCESSANDO AS ERUPÇÕES

Reprimir e anular a si mesmo é como ser uma panela de pressão que fica no fogo por muito tempo. Todos os seus sentimentos não expressados, sua raiva por suas mágoas e perdas antigas são voltados para dentro ou para outra pessoa ou mesmo para um grupo de pessoas, o que é altamente corrosivo para seu bem-estar e seus relacionamentos íntimos.

> Erupções: quando você ou sua vida implodem, você passa por uma crise interna e seu corpo se rende, ou tudo em sua vida parece entrar em colapso ao mesmo tempo, ou em um período relativamente curto, ou quando você explode e libera sua raiva ou se comporta de maneira incomum — isso ocorre porque você atingiu seu limite depois de suprimir e reprimir suas necessidades, desejos, expectativas, sentimentos e opiniões. Você não consegue mais se conter, e a erupção é uma etapa difícil em sua luta para fazer uma pausa ou desacelerar.

A erupção é o resultado de muitos sinais vermelhos. Seu corpo e sua vida tentam avisá-lo de maneiras sutis no início, e depois isso aumenta gradualmente na tentativa de chamar sua atenção. E, se você continuar se ignorando, a erupção acontecerá. Você desmorona.

Isso é semelhante às nossas experiências com dor e doenças, algo que só entendi após ter uma doença crônica (sarcoidose) e depois lutar contra o acufeno por vários anos. Meu acupunturista de cinco elementos, um maravilhoso sábio e mentor, o falecido Silvio Andrade, explicou em uma dessas ocasiões em que eu estava, mais uma vez, chorando ao me sentir frustrada com meu corpo, que quando sentimos dor ou doença não se trata necessariamente de uma causa, mas uma resposta aos desequilíbrios do

APRENDA COM AS ERUPÇÕES E OS DESAFIOS

corpo. Antes de sentirmos a dor, obviamente excetuando-se uma lesão, ou de termos um mal-estar, nosso corpo nos dá sinais e avisos menores de que algo está errado; talvez estejamos tão ocupados, tão envolvidos nos afazeres de outras pessoas que não percebemos ou simplesmente ignoramos.

Foi como quando encontrei um caroço duro em meu dedo no verão de 2003 e o ignorei completamente porque havia rompido meu noivado, começado em um novo emprego e estava envolvida em um caso com um colega de trabalho que tinha uma namorada. Depois de uma vida inteira de estresse emocional que se manifestou em várias outras doenças, esse sintoma específico sinalizou quanto meu sistema imunológico estava em crise. Alguns meses depois, eu mal conseguia enxergar com um dos olhos e continuei me consultando com médicos que me ignoravam, e então a coisa ficou tão ruim que acabei no hospital. Exames e radiografias mostraram como eu estava cheia de caroços e outros sintomas. E, se você acha que tudo isso foi suficiente, vários meses depois ainda tive um terrível ataque de pânico em uma das ruas mais movimentadas do centro de Londres, em uma noite de sexta-feira. O homem com quem eu estava tendo um caso estava me assediando sobre colegas homens que conversavam comigo, e a experiência e os efeitos posteriores foram tão traumáticos que apenas estar perto dele me deixava em pânico — não me restou escolha a não ser manter distância dele. O corpo avisou, eu não dei ouvidos, e por isso me forçou a ouvi-lo — várias e várias vezes, aliás.

O erro que muitos cometem quando entram em erupção é sentir culpa ou vergonha. Ou por não serem mais capazes de lidar emocional, mental e fisicamente com sua vida e experimentar depressão ou colapso; quando não são mais capazes de atender às expectativas de outras pessoas e sentem que estão decepcionando todo mundo e sendo um fardo ou um fracasso; ou por como se comportaram em relação aos outros ou por expressar sua raiva, então sentem que tudo o que está acontecendo é uma prova de que seus limites estão errados, que as pessoas não conseguem lidar com a assertividade e que seu corpo está falhando com eles. Eles então continuam se digladiando, impedindo-se de acessar o apoio de que precisam ou de descansar e se recuperar, e se fecham em si mesmos. E assim o ciclo de agradar às pessoas continua.

Mesmo que alguns pareçam superar o que aconteceu porque consideram a erupção um fracasso ou uma fonte de vergonha, eles temem que a erupção aconteça novamente. Sentem que precisam seguir rigidamente alguma rotina de autocuidado que estabeleceram, temendo que, se perderem um dia ou um item, isso os leve de volta à Central de Erupções. Ou então andam na ponta dos pés em torno de si mesmos e dos outros, com medo do seu *não*, pensando demais e catastrofizando a vida. Eles podem ficar com medo de querer algo ou de se expor a se machucar caso não consigam lidar com isso, então evitam relacionamentos ou aceitam um emprego no qual não se sintam muito sobrecarregados. E isso é bom por um tempo porque pode ser exatamente o que eles precisam, mas, quando se torna uma forma de purgatório para a velha erupção e um esconderijo, não é saudável.

Embora você possa sentir vergonha — aquela sensação de ser uma pessoa má e que o que você está sentindo, pensando, fazendo ou experimentando significa que você não é digno de conexão, atendendo às suas necessidades ou tendo uma perspectiva diferente —, não escolha viver com ela. Não a alimente. Mesmo que não se sinta em condições de fazer muito por si mesmo, volte ao passo 2 (página 146) e pergunte a si mesmo *Qual é a bagagem por trás disso?* E então pergunte *Do que eu preciso?* e veja o que vem à sua cabeça. A partir daí você será capaz de descobrir gradualmente como atender a essa necessidade de forma autêntica, seja literalmente fazendo algo para si mesmo, expressando essa necessidade para uma pessoa de confiança ou permitindo-se acessar outros recursos e apoios.

Essa erupção, por mais horrível que possa parecer, o ajuda a se sentir mais vivo. Você pode não se encaixar mais em sua antiga vida e pode achar difícil fazer todas as coisas que fazia anteriormente. Não entre em

APRENDA COM AS ERUPÇÕES E OS DESAFIOS

pânico. Dê um tempo para si mesmo. Mas também reconheça que talvez não precise fazer todas as coisas e dê a si mesmo a chance de descobrir em quem você pode se tornar ao se permitir fazer menos e receber ajuda, apoio e intimidade.

Você precisa sentir para se curar, e, quando não se permite sentir, entra em erupção. Portanto, abrace a erupção e a use para se reconectar consigo mesmo, para recuperar e reivindicar seu *não*, para que você possa se recuperar.

Aqui estão algumas perguntas para ajudá-lo a descobrir o que está acontecendo:

- Para o que eu posso dizer *não* neste momento que me dará a capacidade para olhar por mim mesmo e limitar mais o impacto negativo de [o que quer que tenha acontecido ou está ocorrendo]? Agora que estou passando por isso, o que preciso evitar ou fazer uma pausa enquanto organizo as coisas?
- Quando foi que ultrapassei meus limites e violei minha capacidade tentando ser tudo para todas as pessoas?
- Com o benefício da distância e reconhecendo o que estou experimentando, quando eu me abusei (ou permiti que outros o fizessem)?
- Quando foi que eu me apeguei a uma identidade, a um papel ou a um relacionamento ou situação dolorosa ou insatisfatória porque tenho medo do meu potencial e de quem eu poderia ser?
- Quando foi que eu me odiei por não ser meu eu perfeito e idealizado, e como posso ser um pouco mais gentil comigo mesmo e reconhecer minha humanidade?
- O que tenho feito para me anestesiar contra os efeitos do meu agradador e contra a vontade de dizer *não* (por exemplo, beber, ignorar seus sentimentos, exercitar-se demais, trabalhar demais, fazer compras, jogar, chamar a atenção em aplicativos de namoro, encontrar pessoas)? E o que isso está me dizendo?

- Em que momento eu não gosto das consequências de um velho *sim* e por isso guardo rancor de mim mesmo, possivelmente porque me sinto impotente em relação à outra pessoa ou sinto que falhei, e como posso me afastar da culpa e seguir rumo à responsabilidade?

> Reconheça sua dor e, em vez de rejeitá-la ou de julgar a si mesmo, sente-se ao lado dela. Permita-se obter apoio e desenvolver práticas, porque explodir pode parecer um momento de vulnerabilidade. Você terá de priorizar a si mesmo e deixar que as pessoas o ajudem, o que envolverá ser o "fardo" que você teme ser para que possa se desfazer do antigo papel e parar de fingir que não tem necessidades.

As erupções trazem à tona o sofrimento não sofrido, a bagagem emocional não processada, trazem à tona antigas dores, medos e culpas de um modo que você não tem escolha a não ser enfrentá-los. Embora seja indesejada e possa ser incrivelmente desconfortável e dolorosa, a erupção o abre e o força a desempacotar, organizar e arrumar parte da sua bagagem emocional para que você possa ter de volta parte das suas capacidades e se recuperar.

A raiva é uma emoção válida que o alerta para seu sentimento de injustiça (ou quando você acha que foi injustiçado). Às vezes, a injustiça são ações de outras pessoas e, outras vezes, é o que você fez a si mesmo. Ela assume muitas formas, incluindo irritação, frustração e vitimização, e dentro dela também está o medo, sua sensação de estar sob ameaça que o estimula a se proteger lutando, fugindo ou congelando.

Muitas pessoas são educadas para ter vergonha, não apenas da raiva, mas seus sentimentos, ponto-final. A raiva costuma ser associada à maldade ou à sua versão mais intensa, a ira, que imaginamos como uma violência contra um lugar ou outra pessoa. Nosso agradador, porém, é a raiva silenciosa de nossos eus enterrados que conseguimos manter sob controle

APRENDA COM AS ERUPÇÕES E OS DESAFIOS

até que não seja mais possível. Mas a raiva é uma emoção válida e necessária. É uma das muitas que você experimenta, nenhuma sendo mais importante ou aceitável do que a outra. São simplesmente emoções. Todas elas têm informações úteis que o alertam sobre seu estado interior e o que está potencialmente acontecendo ao seu redor, para que você possa decifrar o que precisa — daí a inteligência emocional.

Seus sentimentos, se você os sentir de maneira consistente, o ajudarão a reconhecer os seus e o das outras pessoas, a se orientar e se esforçar para agir e a entender o que está acontecendo.

Agradar às pessoas entorpece seus sentimentos. Se você imaginar todos os seus sentimentos como uma daquelas velhas centrais telefônicas, você se comporta como se pudesse escolher a dedo os sentimentos palatáveis, socialmente aceitáveis e de gratificação instantânea e ignorar o resto. Mas agradar às pessoas e todo o desvencilhamento que vem com isso são o equivalente a apertar o botão principal para desligar todas.

Se você rejeitar (abafar) ou desligar (anular) seus sentimentos, não conseguirá sentir seus limites, portanto não conseguirá sentir e responder às suas necessidades, nem ter uma conexão e uma avaliação honesta com desejos, expectativas e pensamentos. Nas ocasiões em que você reconhece sentimentos, mesmo que não saiba o que são, eles geralmente são intensificados, o que pode fazer com que você os desligue apressadamente ou lhes atribua um significado e uma história incorretos. É como se eles acreditassem que não podem ser livres e devem sempre estar sob sua vigilância. Você também fará coisas inconscientemente para se sentir temporariamente vivo, o que pode ser autodestrutivo e exacerbar ou criar desafios.

Os sentimentos, ainda, são o caminho para a interdependência, onde você tem uma independência saudável mas também é capaz de depender dos outros sem se perder, em oposição à codependência quando você não sabe onde você termina e os outros começam ou tem tanto medo de se machucar que anula a si mesmo.

229

A ALEGRIA DE DIZER NÃO

Você pensou que poderia evitar a vulnerabilidade evitando sentir demais, sendo e fazendo o que pode para limitar ou evitar conflitos, críticas, decepções, perdas e rejeição. Mas evitar sentimentos é evitar a vida. Eles são inevitáveis. Não é que experimentemos isso o tempo todo, mas devemos *experimentá-los* e, sem eles, não podemos nem vamos experimentar a alegria. *Permitir-se experimentar a alegria é estar disposto a dizer e receber* não; *é estar presente na vida.*

> Quando puder, dê a si mesmo mais tempo para se
> recuperar de uma erupção do que achar necessário. Você
> agradecerá a si mesmo por isso quando voltar à sua
> rotina normal e perceber que ainda não estava pronto.

NAVEGANDO E PROCESSANDO DESAFIOS

Como um agradador em recuperação, acostumado a associar o que acontece com algo que você fez, não fez ou deseja para que as coisas corram bem, você será autocrítico quando surgirem desafios, refletindo se são injustos e injustificados. Uma parte de você será: *Não. É. Justo. Eu fiz as coisas. Eu sou uma boa pessoa. Eu não fiz nada de errado. Eu não posso acreditar que eles disseram ou fizeram aquilo, mesmo eu tendo...* Francamente, às vezes um desafio vai desgastar seu último nervo e fazer você querer berrar por ter perdido o controle ou para ter mais controle do que gostaria naquele momento.

> Desafios são situações, desejadas e indesejadas, que testam seu caráter, seus hábitos de pensamento e comportamento e suas capacidades.

APRENDA COM AS ERUPÇÕES E OS DESAFIOS

Os desafios, por mais frustrantes, irritantes e absolutamente desconfortáveis que possam ser, são oportunidades para elevar seus limites de alguma forma e cuidar de si mesmo.

À medida que se sintonizar com os desafios que aparecem em sua vida, você vai parar de levá-los para o lado pessoal e se aprofundará um pouco mais em si mesmo. Por meio dos desafios, você enfrentará o que nem sabia que precisava enfrentar ou não sabia que estava evitando e, assim, vai se curar, crescer e aprender, mesmo que só reconheça isso depois de um tempo, quando olhar para trás. Como resultado dos desafios, você identificará coisas que precisa ser, fazer, dizer ou ter, e descobrirá isso conforme avança.

É crucial reconhecer, porém, que, mesmo que, como resultado de algo que você está passando, você diga *não* de maneiras que o aproximem de si mesmo, às vezes um desafio é um evento de vida ou um conjunto de eventos que exige a escuta de seus sentimentos e sofrimentos. Sim, muitas vezes reconhecemos como algo é ou foi uma bênção disfarçada. Mas às vezes, mesmo que possamos ser mais nós mesmos de maneiras que não imaginávamos, o que quer que tenha acontecido é uma droga. E não há problema em pensar assim.

Acredito sinceramente na gratidão, na valorização do que você tem e no reconhecimento de como algo indesejado também lhe deu algo que você queria ter ou aprecia, às vezes com os dentes cerrados. Se algo desagradável acontecer e você for rápido em reconhecer isso como uma bênção disfarçada, algo a agradecer, então estará ignorando sua experiência e suas emoções reais. Claro, você pode ficar grato mais adiante, mas primeiro tem de ficar chateado. Você tem de se permitir experimentar gradualmente uma miríade de emoções.

Perceba que, na escala das emoções, a raiva não pula direto para a alegria.[1] Ao longo desse caminho você experimentará dúvidas, preocupações, opressão, frustração, tédio, esperança e entusiasmo, entre outros sentimentos. Você pode e vai entender o que aconteceu, mas dê um tempo a si mesmo.

231

Não há problema em achar os desafios difíceis. Eles podem gerar reações impensadas e, às vezes, parece que vêm em sequência. Você só quer meter a cabeça debaixo do travesseiro e esperar que tudo passe. Você pode relutar por não entender todas as etapas ou o que vem a seguir; pode odiar não ter um plano ou saber qual é o seu caminho e se vir esperando que alguém ou alguma coisa lhe diga o que fazer. É algo como: *E se eu estiver dizendo* sim *ou* não *para a coisa errada? Como vou saber para o que devo dizer* não *se nem sei o que diabos eu quero?*

Notícia urgente: nem sempre você precisa saber o que quer, principalmente em razão da socialização e do condicionamento. Você foi programado para querer certas coisas, mesmo quando elas não são adequadas, e o que lhe foi ensinado sobre estar disponível reflete um estágio muito anterior da sua vida. É por isso que tantas pessoas demoram para perceber que seu trabalho, sua carreira, seus negócios, o que elas pensavam ser o Caminho, não servem para elas. Frequentemente, elas procuram outra estrutura, outra caixa para se encaixar porque, especialmente se você nasceu antes dos anos 1990, ouviu muito sobre subir na vida e conseguir um emprego bom e estável. Muito parecido com quando as pessoas dizem que querem deixar seus relacionamentos e seus amigos perguntam: "Ele bateu em você? Ele está traindo você?". Há uma percepção de que você deveria permanecer em certas situações, por menores que sejam os benefícios ou a menos que algo realmente ruim aconteça.

Também fomos condicionados a acreditar que devemos trabalhar muito até a aposentadoria e que *só então* podemos dizer *não* a certas coisas e aproveitar nossa vida. O que não consideramos é que, depois de viver e trabalhar como se fôssemos máquinas atendendo a todos, podemos não ter saúde nem energia para aproveitar nossa vida. Que tal sermos um pouco mais intencionais e delimitados e começarmos a aproveitar nossa vida agora?

O modo como vemos o problema é o próprio problema e o desafio. Achamos que não deveríamos enfrentar um problema naquele caso específico e/ou que, considerando quem somos e o que pensamos que fizemos,

APRENDA COM AS ERUPÇÕES E OS DESAFIOS

ou não deveríamos ter feito. Desafios, incluindo problemas, existem para nos informar onde há uma falha em nosso pensamento, nossa atitude ou nossas ações, mas também para nos ajudar a crescer um pouco mais. Eu sei que às vezes é chato. Queremos ficar sozinhos e tranquilos novamente. E podemos nos esquivar, mas afinal temos de discernir nosso *não* para que possamos nos abrir para o nosso feliz *sim*.

Aqui estão algumas perguntas para ajudá-lo a descobrir o que está acontecendo:

- Esse desafio é uma metáfora de algo? Em qual outra ocasião eu senti, pensei e agi de maneira semelhante? A forma como lidei com isso em particular fala sobre como lido com outras coisas?
- O que estou tentando obter ou evitar? Qual papel estou desempenhando nessa dinâmica?
- Quando estou evitando ser direto e tentando transferir minha responsabilidade para outra pessoa?
- Quando eu não me escutei? O que tenho negado, racionalizado, minimizado e desculpado?
- Quando eu repeti um velho *não* porque estava entediado, solitário, com tesão, com fome, cansado, *outra coisa*?
- Em que ponto eu baseei minhas expectativas sobre mim mesmo ou sobre os outros no quadro que pintei em minha mente em vez de na realidade? Quando estou esperando que as pessoas pensem da mesma maneira ou façam as coisas do jeito que eu faço, mesmo que não sejam eu?
- Quem, apesar de eu dizer *não*, não está entendendo e o que isso significa? Se aplicável, quando preciso dizer que *não* é não ou um vai se f...?
- O que esse desafio está querendo me mostrar sobre em que ponto eu me reduzi e me subestimei?
- O que tenho feito neste caso reflete meu eu real ou uma identidade que estou tentando retratar, e como isso está causando problemas para mim?

A ALEGRIA DE DIZER NÃO

- Eu quero o que digo que quero e, sendo assim, vou ter de dizer *não* mesmo que isso signifique ficar muito desconfortável por um tempo e me sentir inseguro?
- Qual é o limite que esse desafio está me sinalizando que preciso criar? Do que você precisa abrir mão?

> Do que você precisa se desapegar?

> O que você ganha se disser *sim* se você se permitir dizer *não*?

Lembre-se: se você disser *não*, perdoará a si mesmo e à situação por ter limites melhores do que antes.

Frustrações repetidas indicam um processo, regra pessoal ou algo que você pode criar ou fazer para facilitar sua vida. Isso o ajuda a comunicar imediatamente seus limites, a dar um *não* ou gerenciar suas capacidades. Por exemplo:

- Estabelecer um processo no trabalho ou em casa que o ajude a deixar de ser o gargalo.
- Usar respostas automáticas de e-mail que informam as horas em que você responde aos e-mails.
- Bloquear sua agenda com períodos "sem interrupção".
- Configurar seu telefone para entrar automaticamente em modo NÃO PERTURBE todas as noites.
- Criar uma regra pessoal de não dizer *sim* a certos tipos de pedido ou de parar de dizer *sim* quando percebe certo sentimento.
- Ter um documento, um vídeo ou uma página em seu site que explica seu processo e comunica as expectativas ou o que está ou não disponível.

APRENDA COM AS ERUPÇÕES E OS DESAFIOS

ABRACE LIMITES SAUDÁVEIS

- Embora as erupções pareçam muito desagradáveis durante e depois, elas são momentos decisivos. As coisas terão de mudar e nós seremos mudados por causa delas, e então haverá luto porque pensamos que o modo como éramos é a única maneira que podemos ser — mas somos muito mais.
- A decepção existe para que você saiba o que é tangível e para que tenha expectativas mais saudáveis, de si mesmo e dos outros.
- Apenas ao notar que está agradando às pessoas, você já está vendo as bandeiras de alerta de quando transgride sinais amarelos e vermelhos. Ao prestar atenção nisso, você pode intervir conscientemente e fazer ajustes. Você pode se perguntar: *O que está acontecendo comigo? O que está acontecendo aqui?*
- Existem compensações com tudo, então, quanto mais claro você for sobre quem você é, quem quer ser, o que é importante para você e como quer se sentir e continuar se sentindo, mais fácil será ficar bem com o que você deixou de lado porque compreende o que ganha com isso.
- Reconhecer que algo não está funcionando e dizer *não* não é um fracasso, é um sucesso. O "fracasso" seria fingir que nada está acontecendo, continuar tentando obter um retorno sobre o investimento e se martirizar, impedindo-se efetivamente de obter o que precisa da situação e levando seu novo discernimento para um novo patamar.
- A decisão certa nem sempre parece boa de imediato, especialmente quando você está acostumado a dizer *sim*, ignorando como você se sente ou quão errada foi sua resposta. Seja gentil consigo mesmo e tome cuidado com pensamentos catastróficos e com as histórias que você conta a si mesmo sobre como os outros reagirão ou o que seus sentimentos significam.
- Eventualmente você receberá críticas ao seu *não*, não porque esteja errado, mas para refinar os pontos de referência (compaixão, congruência,

clareza, graça e propriedade) e também para garantir que você seja claro sobre quem diz ser e quem quer ser. Se você puder dizer *não* e honrá-lo apenas em condições perfeitas em que todos concordem, você acabará metendo a cabeça num buraco mais rápido que um avestruz no momento em que sentir a insinuação de um atalho, dos inevitáveis da vida, da ansiedade ou do estresse.

- Crie limites em vez de construir muros. É muito fácil recuar para dentro de si mesmo e se tornar cauteloso e defensivo quando você se depara com erupções e desafios, mas esses são muros que nos defendem contra o passado e expressam os pontos em que você não se perdoou ainda. Tudo bem, mas encontre o limite, encontre o *não* para que possa seguir em frente com amor, carinho, confiança e respeito, em vez de desconfiança.

- Existem muitas pessoas que não usam suas vulnerabilidades e, sim, suas fraquezas contra você, que se sentem incomodadas em explorá-lo porque conhecem seus próprios limites. Elas enxergam seu desconforto com os limites e ainda assim o tratam com amor, carinho, confiança e respeito. Diga *não* e permita-se ter mais limites para poder construir e desfrutar de relacionamentos íntimos.

NÃO NÃO É O PROBLEMA

Comecei a dizer *não* e agora parece que tudo o que faço é sentir, e é muito desconfortável e rude. Será que vai ser sempre assim?

Emoções enterradas não desaparecem; elas criam caos. No entanto, não confunda o massacre inicial de sentimentos depois de evitá-los como sendo o sentimento único de seus sentimentos como um todo. É claro que suas emoções parecem muito agudas quando você as reprime. Mas elas seguem em frente com uma rapidez notável quando se permite sentir e para de se sentir refém delas. Esses sentimentos com os quais você está

APRENDA COM AS ERUPÇÕES E OS DESAFIOS

lutando não são uma declaração permanente do futuro. Haverá mudanças no ar, e eles mudarão, diminuirão e fluirão.

Eu realmente quero superar um evento doloroso com limites mais saudáveis, mas me sinto preso pensando no que aconteceu. O que é isso?

Se você ainda se sente mal com alguma coisa, é por causa das histórias falsas que conta a si mesmo sobre o que aconteceu. Caso contrário, esses sentimentos teriam evoluído com sua sinceridade. Se você se culpa e se envergonha, ainda achando que não é bom o suficiente, você precisa ser mais sincero consigo mesmo. Tenha cuidado ao tratar o fracasso ou a mágoa como reflexos de algo imutável. Você só pode ver o trecho imediato à frente do que é uma estrada muito mais longa, então seja gentil consigo mesmo.

Fiz algo que reflete quem eu sou em vez de concordar e seguir, mas as pessoas não gostaram. Isso significa que preciso repensar o que estou fazendo?

Não baseie sua percepção na validade do *não* ou em seus limites somente em como as outras pessoas reagiram, porque isso pode ser muito enganador. Se eu tivesse baseado se deveria ou não dizer *não* e ter limites em uma resposta, talvez não tivesse me incomodado e decidido que as pessoas não conseguiriam lidar, que não valeria a pena a dor de cabeça. Mas eu disse *não* de novo, e adivinha só? Eles não tiveram resistência ou, mesmo que tivessem, meu *não* ainda foi válido. Além disso, as pessoas não podem levar a sério os limites, incluindo quem você é, se continuar evitando e mudando. Continue se mostrando para que eles saibam quem e o que esperar e possam se ajustar gradualmente.

O que você faz quando percebe que poderia ter feito as coisas de forma diferente?

Agora que você tem uma compreensão muito maior de si mesmo e reconhece os pontos onde estava com medo ou se sentia mal equipado para

A ALEGRIA DE DIZER NÃO

lidar com conflitos e outros desafios, já pode se arrepender. Você sentirá tristeza pelo que não sabia e por quem poderia ter sido ao pensar onde poderia estar agora. Não há problema em se sentir chateado com isso, mas diga *não* para si mesmo e não se perca nisso. Assuma o que aprendeu para que possa seguir em frente com limites em vez de mais arrependimentos sobre aquilo que sempre volta para você em diferentes formas por meio de novos desafios. Você estava em um lugar diferente naquela época e não pode saber o que não sabe. Seu arrependimento diminuirá se você cuidar bem do seu eu mais jovem e demonstrar compaixão e empatia por ele mediante melhores escolhas e limites no presente e no futuro.

Alguém está me pedindo uma segunda chance, e não tenho certeza se quero, mas sinto que deveria, especialmente porque agora tenho limites melhores.

Tire o *deveria* disso e reconheça que você não tem certeza ou não quer. Além disso, reconheça o que espera obter ao voltar ou o que terá de evitar se for em frente. Se essa pessoa não tem limites saudáveis e espera que você se envolva em seu nível anterior de limites, é apenas uma questão de tempo até que haja dor e problemas. Sua intenção pode ser dar outra chance, mostrar apoio, mas o resultado é que essa pessoa interpretará isso como um sinal verde para recriar o mesmo problema. Conscientemente ou não, se você continuar buscando uma renovação, seguirá obtendo os mesmos resultados indesejados porque está muito focado em como deseja que você e os outros se pareçam.

Eu disse *não* a alguém para quem normalmente não digo, e ele me xingou/me cortou/tentou fazer com que eu me sentisse uma merda. Que diabos?

Se alguém surtar só porque você disse *não* ou porque agora prioriza cuidar dos seus próprios limites e reconhece suas responsabilidades, isso é sinal de que seu *não* estava atrasado. O bufê do *sim* está oficialmente fechado.

238

CONCLUSÃO

Quando você não diz *não* (ou não percebe que precisa dizer), a vida vai fazê-lo dizer de qualquer maneira. Ela fará isso por você através dos limites das outras pessoas ou da convergência de várias decisões evitadas e *nãos*, com frequência em um momento altamente inconveniente, e o forçará a fazer mudanças.

É como se a vida, ou, como eu gosto de chamar, a Professora Vida, olhasse para você e dissesse *Humm, como vai [seu nome]? Eles estão sendo mais autênticos? Bem, olhe aqui. Eles têm isso, isso e isso acontecendo e eles não vão dizer* não, *mesmo que realmente precisem ou desejem. Ok, então como podemos agitar as coisas para que eles possam reivindicar a vida, o eu, que é realmente deles? O que precisamos dar a [seu nome] para ajudá-lo a entender isso para que possa aprender o suficiente e seguir em frente, abandonar esse padrão?* E se certas lições surgem repetidas vezes por meio de desafios e você continua a adiá-las ou se esquiva delas, aqueles *nãos* que você evitou surgem de alguma forma.

> Ao receber um *não* das coisas para as quais você não diria *não*, você é forçado a finalmente dizer *não* para que também possa dizer *sim*.

Às vezes, você se encontrará lutando contra o *não* coletivamente, como todos nós fizemos durante a pandemia. As pessoas precisavam desacelerar,

A ALEGRIA DE DIZER NÃO

olhar para como estavam vivendo sua vida, para dizer *não*, mas sempre tínhamos outra coisa para fazer. E então a pandemia aconteceu, e de repente tudo mudou quando a maior parte do mundo entrou em confinamento. Foi uma parada difícil. Muitos de nós — mesmo que estivéssemos, para todos os efeitos, bem no sentido de não termos perdido nossos empregos, nossa saúde ou um ente querido, e até mesmo aproveitado aspectos da desaceleração — ainda achamos difícil. Aqueles que confiavam no ritmo de sua vida para se evitarem, para evitar seus *nãos*, talvez não tivessem mais a academia, o bar, o trabalho ou as coisas do mundo para onde fugir. E, mesmo que não estivéssemos trabalhando em casa, poderíamos ter sido limitados pelo bloqueio em termos de com quem poderíamos nos conectar ou o que poderíamos fazer. Alguns de nós, mesmo que tenham demorado um pouco para registrar, sentiram alívio. Finalmente tivemos uma pausa de todos os *sins*. Em outros casos, a pandemia tornou aspectos de nossa vida tão insuportáveis e insustentáveis que finalmente dissemos *não* e nos afastamos do que não estava funcionando para nós. A pandemia nos forçou a confrontar nossos relacionamentos com obediência e submissão, algo que provavelmente enfrentaremos nos próximos anos. Você aprenderá quando precisa dizer *não* a experiências desejadas e indesejadas — nascimento, morte, perda, *bullying* e assédio, menopausa, deficiência, filhos crescendo e deixando o ninho, o início de um novo relacionamento, noivado, casamento, separações, doenças, realização e reconhecimento, conseguir uma coisa tão esperada, um pai ter de ficar na sua casa, tornar-se cuidador de um parente doente, finalmente reconhecer algo sobre si mesmo depois de anos mascarando, consequências, falhas e erros, fazer algo que com o benefício da retrospectiva você percebe que não foi seu melhor momento, alegrias além de seus sonhos mais selvagens, superar relacionamentos, mudanças corporais, movimentos, *vida*.

Às vezes você conseguirá o que planejou e perceberá que não serve para você, e terá de se reconciliar com esse fato e agir. E outras vezes não conseguirá algo que definitivamente deseja da maneira como esperava, e isso será doloroso.

CONCLUSÃO

Esses eventos vão esclarecer ou revelar aspectos de si mesmo. Eles podem revelar preconceitos inconscientes que deixam você desconfortável ao descobrir, mas também mais desperto. Você se alinhará com suas preferências em vez da programação antiga e obsoleta.

Pessoas e situações que o lembram de outras pessoas do seu passado vão convidá-lo a ver o que não podia ver antes, embora pensasse que já tinha visto e conhecido todas as coisas. A vida apresentará velhos *sins* e velhos *nãos*, mesmo que você pense que passou de fase e que aquela pessoa ou coisa não o incomodaria mais. E isso não é porque você não fez seu trabalho, mas porque esses eventos são oportunidades para um luto mais profundo, para sofrer de novos ângulos, para abraçar a alegria. Você não enfrentou todas as situações possíveis, então como poderia ter "acabado"?

Se você disser que não gosta de determinada coisa ou que algo é prioritário, a Professora Vida vai te apresentar situações, *sins* e *nãos* que te colocarão à prova.

A Professora Vida não está tentando fazer de você um idiota; está tentando ajudá-lo. Se você diz que é certo tipo de pessoa ou que precisa ou quer algo, terá de identificar para o que precisa dizer *não* para conseguir o que quer. Caso contrário, o que você diz não significa nada. Suas ações não corresponderão às suas palavras, intenções e como realmente se sente por dentro. É como quando as pessoas me dizem que estão prontas para um relacionamento sério, mas então se envolvem em um relacionamento casual sendo ambíguas sobre quem são e o que precisam e querem enquanto agradam na esperança de que a pessoa seja *Ah, me deixaram fazer o que eu quiser. Isso deve significar que eles são o amor da minha vida e preciso dar a elas um relacionamento.* Esse ruído não faz sentido.

Nós, humanos, estamos sempre sofrendo porque estamos constantemente abrindo mão de algo, mesmo quando não percebemos. Para evoluir e crescer, temos de abrir mão de algumas coisas para ganhar algumas coisas. Experimentamos o crescimento da dor.

A ALEGRIA DE DIZER NÃO

Os agradadores nos impediram de sofrer de maneira saudável porque não nos permitiam sentir, e, portanto, não podíamos processar. Em vez de ser uma dor relativamente limpa, tornou-se uma dor suja por causa de todo o desvencilhamento e a automutilação.

Se continuarmos guardando a expressão dos nossos sentimentos, a expressão de nós mesmos, para situações de emergência, para usar contra as pessoas quando quisermos cobrar a dívida de agradar às pessoas, esses sentimentos vão nos pegar e aos outros desprevenidos, e eles sempre serão ilimitados nesses casos, mesmo que nossos *nãos* reais ou nossas preocupações sobre problemas sejam válidos.

A solidão é o que experimentamos quando paramos de expressar nossos sentimentos e nossos pensamentos mais íntimos para os entes queridos e para nós mesmos. Sentimo-nos emocionalmente à deriva e isolados, embora possamos estar rodeados de pessoas. Expressar-nos nos conecta novamente, e, assim, continuamos reivindicando nossos *nãos* para dizer *sim* à vida.

Quando nos permitirmos sentir consistentemente nossos sentimentos e reconhecê-los, compreendê-los e expressá-los em nosso *sim*, *não* e *talvez*, não apenas desenvolveremos nossa comunicação e nos sentiremos mais seguros para dizer *não*, mas também não seremos mais pegos de surpresa ou feitos reféns de nossos sentimentos. Não nos sentiremos isolados e sozinhos. Também seremos capazes de confiar em nossos *sins* e aprender com aqueles momentos em que fica claro, com o benefício da retrospectiva, que precisávamos ter dito *não*.

Ao ser mais autêntico com nossos *sins*, lamentar e processar nossa bagagem emocional e fazê-la parte do nosso dia a dia, em vez de pensar que temos de consertar ou provar a nós mesmos antes de podermos dizer *não* ou ter medo do que os desafios da vida podem revelar sobre nós. Nós nos sentiremos mais resilientes porque não vamos esperar que a merda apareça para só então prestarmos atenção em nós mesmos.

CONCLUSÃO

A Professora Vida nos fará *quizes*. Você agradará às pessoas de vez em quando e reconhecerá isso com o benefício da retrospectiva. Está tudo bem. Você aprenderá com isso. Reconheça o que o preocupava anteriormente para poder usar esses dados para ajudá-lo a tomar melhores decisões. Acredite, você terá a oportunidade de dizer *não* novamente, então não precisa suar pelo *não* que acha que escapou de você! Volte algumas casas. Escolha um objetivo e você gradualmente fará o resto como uma extensão natural dele.

Agradar às pessoas é um hábito que está com você na maior parte ou em toda a sua vida, e isso está conectado ao seu eu mais jovem e à sua antiga identidade. Ao abordar o seu *não* e seus limites com compaixão, você não se desprezará, incluindo todos os seus eus mais jovens, e reconhecerá que percorreu uma jornada até este ponto. As erupções se dissiparão e se tornarão poucas e distantes entre si. Os desafios se tornarão sinais, oportunidades para você elevar seus limites. Os desafios vão te irritar. Às vezes você vai pensar: *O que diabos a vida quer de mim agora? Eu já não aprendi isso?* E então você gradualmente entenderá.

A vida apresenta pessoas e situações para ajudá-lo a dizer *não* para que você possa dizer *sim* a uma vida mais tranquila, agradável, autêntica e alegre.

As pessoas vão sentir o que vão sentir, pensar o que vão pensar e fazer o que vão fazer, não importa quão "bom" você seja ou quanto você tente poupá-las de sentir desconforto, então é melhor continuar sendo você mesmo de um lugar de amor, cuidado, confiança e respeito por si próprio e pelos outros.

Eu sou Natalie Lue, e estou em recuperação de ser uma agradadora e também estou mais feliz e sendo mais eu do que nunca.

"Ser você" significa ser tudo o que você seria e faria se não estivesse tão ocupado tentando agradar, e *deve agradar* a si mesmo. Quando se permite ser mais autêntico, você se torna aberto a permitir que os outros façam isso também e ajuda a quebrar o ciclo de vergonha e obediência. Vá e seja mais você. Permita-se encontrar a alegria de dizer *não* para que se torne muito mais do que jamais imaginou.

AGRADECIMENTOS

Caramba, de todos os capítulos, pensei que este seria uma moleza de escrever! Em vez disso, o agradador em recuperação em mim diz *Cuidado para não deixar ninguém de fora!* Claro, estou escrevendo isso por desejo, não por obrigação, então aqui vai.

Por mais de dezoito anos, fui abençoada com a oportunidade de compartilhar minhas histórias e ideias on-line com um público amoroso e generoso do mundo inteiro. Obrigada, "Reclamadores", por me darem uma carreira; por apoiarem minha jornada de autopublicação e comprarem meus livros; e por me confiarem suas histórias e me permitirem ajudá-los a se ajudarem a se curar, crescer e aprender.

A indústria editorial é difícil. Há muito tempo, tomei a decisão de *escolher a mim mesma* e não esperar que alguém me desse permissão para compartilhar meu trabalho ou de ser descaradamente eu mesma. E ainda bem, porque eu tinha 17 anos em minha jornada de escrita quando fechei o contrato para este livro em março de 2021! Claro, tudo tem seu tempo.

Sofri alguns golpes dolorosos e me lembro de, no outono de 2018, chegar a esta clara resolução de que *estou bem*. Se a jornada editorial tradicional me esperava, eu não estava atrás dela. Também fui clara sobre o que queria de um contrato de livro. E, em julho de 2020, consegui.

Obrigada aos meus superagentes, Jan Baumer e Steve Troha, da Folio Literary Management. Vocês são exatamente o que eu precisava e queria, e é uma alegria trabalhar com pessoas que não apenas me "sacam", mas

AGRADECIMENTOS

que inequivocamente me apoiam, adoram um bom olhar de canto e sempre me fazem rir.

Agradeço à Melissa e ao resto da equipe de direitos internacionais, e agradeço à Anna Goldfarb por me entrevistar para o artigo do *New York Times* que chamou a atenção da Folio.

Obrigada ao pessoal da Harper Horizon e da HarperCollins. Andrea Fleck-Nisbet e Amanda Bauch, adorei trabalhar com vocês e agradeço por terem investido em mim. Vocês duas eram muito apaixonadas pelo livro, e seus comentários também me ajudaram a crescer como escritora. Agradeço também a Matt Baugher, Meaghan Porter, Kara Brammer, Kevin Smith, John Andrade e Jeff Farr por dar vida ao livro e por seus esforços de marketing e relações públicas. Belinda Bass e Grace Cavalier, obrigada por trabalharem tanto para conseguir a capa ideal. Estou encantada com ela! Themi Kartapanis, no Reino Unido, você é um amor, e obrigada por ser uma fonte de conhecimento e uma excelente fonte de contatos.

Uma grande parte desta fase da minha jornada criativa é aprender a pedir mais ajuda, portanto, obrigada, Josephine Brooks, por seu gerenciamento de negócios on-line e tudo o que você fez para o lançamento do livro. Eu sei que às vezes é preciso uma paciência de santo, ha! ha! Joanna Gorry, obrigada por ser uma fabulosa assistente virtual.

Rachel Coffey e Nikki Mellors, vocês foram as primeiras pessoas a ler meu blog e não pensaram duas vezes em me encorajar. Rachel (e Sarah Grennan e Siobhan Cowler), obrigada pelas análises regulares durante o processo de redação do livro. Obrigada, Nikki, por sempre ser a primeira pessoa a ler meus livros e por dar seu *feedback* honesto.

Cate Sevilla, minha mana-gargalhada (às vezes rimos tanto juntas que achamos que vamos vomitar), obrigada por me apoiar durante todo o processo de escrita deste livro. Seus conselhos e seu apoio foram inestimáveis.

Karen Arthur, minha gângster, minha parceira de dança e famalam de piadas sujas, obrigada por todas as conversas e por ser tão brilhante.

Susanna Reid, você é uma pérola, e obrigada por seu apoio constante ao longo dos anos, me incentivando a tentar a rota editorial tradicional e nossas conversas profundas.

Claire Archbold, eu aprecio muito todo o trabalho que fizemos juntas ao longo dos anos e você me dizendo a verdade. Gângster!

Kat Molesworth, o oráculo, sábia e amante dos gifs de Nene Leakes, obrigada. Acho que você não recebe reconhecimento suficiente por ser brilhante e por ser genuinamente inclusiva. Continue brilhando e continue "causando problemas".

Emma Gannon, obrigada pelas conversas e pelas risadas durante o jantar e por defender meu trabalho. É tão bom ter alguém *geek* com quem sair.

Obrigada à comunidade do London Writers' Salon por seu apoio. Que grupo incrível! Matt e Parul, obrigada por me elogiarem tanto e por me ajudarem a ter orgulho da minha jornada criativa.

Parabéns a Caitlin Schiller, Sally Page e a toda a equipe do Blinkist. Sua paixão pelas *The Baggage Reclaim Sessions* é um estímulo.

Obrigada, também, a Natalie Gumede, Tabara N'Diaye, Jessica Huie, Ciara Shah, Luisa Omielan, Laura Hansen, Jessica Lauren, Rachael Lucas, Karen Cowell, Mima Lombardi, Tiffany Han, Nova Reid, Jenny Kakoudakis, Imriel Morgan, Salma Shah, Janet Murray, Helen Perry, Jolene Park, Tamu Thomas, Harriet Minter, Jenni Johnson, Jacqueline Colley, Sareta Fontaine e Uju Asika.

Sou muito grata à Sonia Desiderio por ter decidido "fazer" cinesiologia. Você é craque. Obrigada por sempre dizer como ajudar a curar meu corpo do estresse e do trauma acumulados.

Ao meu mentor e acupunturista, Silvio Andrade, nunca imaginei que estaria escrevendo isso e que você não estaria por perto para comemorar. Cara, eu sinto sua falta. Obrigada por me deixar chorar com você tantas vezes, foi hilário, e por todos os seus sábios conselhos e comentários irônicos que guardo em meu coração e faço o meu melhor para incorporar no meu dia a dia.

AGRADECIMENTOS

Jassmine James, Fiona Dilston e Mun Mah-Wing, obrigada por me ajudarem a me sintonizar e a aprender o poder da rendição.

Beata Kallai-Kelbert, obrigada pelas massagens semanais profundas durante todo o processo de redação do livro e pelas conversas maravilhosas.

Obrigada à minha grande e maluca família. Sem os Lues, Cohens, Lauders, McCleans e todos os meus ancestrais, eu não estaria aqui e não seria eu.

À mamãe "Mama" Pam e ao meu falecido pai, Rupert, obrigada por tudo. Nossos relacionamentos têm sido complexos e turbulentos, mas sempre com amor. Eu vejo e ouço vocês dois. Em particular, mãe, agradeço cada sacrifício que você fez para garantir que tivéssemos uma vida melhor do que a sua. Mesmo que você fosse intensamente acadêmica e focada em resultados, por outro lado, você é a pessoa que me deu amor por todas as coisas criativas. Você é fodona. Pai, onde quer que você esteja, sei que está orgulhoso de mim... e que seu agradador interior provavelmente está tendo um ataque de pânico sobre este livro que agita as penas da família. Vai ser ótimo! Fique tranquilo!

Como meu marido cafajeste disse, bêbado em seu discurso de casamento: "Gostaria de agradecer aos pais de Natalie... todos eles!", sob gargalhadas de nossos convidados, tenho mais de dois pais. Ao meu padrasto, Mike, obrigada por estar lá e apoiar praticamente tudo em que eu mostrasse interesse e plantar as sementes para ver o trabalho autônomo como oportunidade em vez de algo a ser temido. À minha madrasta, Jen, obrigada pelo amor e por me dar minhas irmãs fodonas. E obrigada, Sylvia (atual esposa do padrasto), por ser tão querida.

Obrigada, também, aos meus sogros, Emma e John, bem como ao falecido marido de minha sogra, "Tio". Mesmo que você não saiba o que faço no trabalho, sei que tenho seu apoio.

Irlanda, eu te amo e obrigada. Embora não tenha sido fácil crescer como uma das poucas crianças negras nos anos 1980 e 1990, você me amou de volta e teve uma profunda influência sobre mim. Grandes agradecimentos ao maciço de Corbawn e Shankill, Cowlers, Shankill O'Briens, Ballsbridge O'Briens, Coffeys, Gilsenans, Bonasses, Carvossos, Normans, Cussens, Bradys, Levins, Crowells, Jacksons e Carrolls. Agradeço à minha diretora favorita, a sra. Carroll da Our Lady of Good Counsel, aos *peeps* de Loreto Dalkey e Tiggy da Tiggy's Art School.

Hora da chamada: Cathy, Tara, Ciara "Beaver", Fiona, Grace, Irene, Pamela, Michelle, Nac e todos os Mellors, Brenda e a gangue, Cuby, Gigi, Kim, Carys e o clã, Claire, Sadie e Bella, Beth e cia., Bianca, Matt e a turma, Marilyn, Anne-Marie, Dina, Victoria, Amanda, Maryam, Kalisa e Patricia, Kareem e Maheni, Venessa e Ollie, Jules e Hannah, David, Lorna, Becks, Eddie, Luciana "Lulu", Dino, Becky, Natasha, Anthony, Denis e Philip, amo todos vocês.

Um salve, também, para o Lue Girls' Book Club — tia Sandra, Holly e Sam.

Richard "Richie Rich", parceiros no crime desde 1979, obrigada. Passamos por muita coisa e estou muito feliz por termos um ao outro. E desculpe por divulgar sua idade real, haha. Sean, Martin, Sam e Marie, amo vocês. Somos abençoados por termos uns aos outros.

Parabéns aos meus fabulosos cunhados, John, Ashley e Elliot.

Para minhas sobrinhas e sobrinhos, Kiah, Roman, Ace, Alex, Rishon, Lauryn, Ruibi, Lloyd, Keiko, Florence e Albie, obrigado por serem brilhantes e hilários.

Ao meu cachorro, Chester Alvin King Jaffe Joffer, não poderia deixar você de fora porque ninguém põe Baby de castigo. Grande amor, meu pequeno grude.

Para minhas filhas, Saria e Nia, sempre as admiro e tenho a honra de ser sua mãe. Obrigada por ter paciência comigo durante o processo de escrita deste livro. Amo vocês.

E para meu marido e melhor amigo, Emmon, desde o início de nosso relacionamento você tem me apoiado inabalavelmente, nunca duvidando

AGRADECIMENTOS

da minha visão e da minha ambição. Porque você é assumidamente você mesmo, você me deu permissão para brilhar. Você é uma alegria, e eu te amo.

NOTAS

CAPÍTULO 2

1. Etymologeek, s.v. https://etymologeek.com/eng/good/40896046; Dicionário Etimológico On-line, s.v. "good (adj.)", https://www.etymonline.com/word/good.

2. Equipe da Clínica Mayo, "Chronic Stress Puts Your Health at Risk" ("O estresse crônico coloca sua saúde em risco"), Clínica Mayo, 8 de julho de 2021, https://www.may oclinic.org/healthy-lifestyle/stress-management/in-depth/stress/art-20046037.

3. Felix Richter, "The Great Resignation Record: How Many Americans Left Their Jobs in November 2021?" ("O grande recorde da demissão: quantos americanos deixaram seus empregos em novembro de 2021?"), Fórum Econômico Mundial, 18 de janeiro de 2022, https://www.weforum.org/agenda/2022/01/the-great-resignation-in-numbers-record/; Rashida Kamal, "Quitting Is Just Half the Story: The Truth Behind the 'Great Resignation'" ("Demitir-se é apenas metade da história: a verdade por trás da 'Grande demissão'"), *The Guardian*, 4 de janeiro de 2022, https://www.theguardian.com/business/2022/jan/04/great-resignation-quitting-us-unemployment-economy.

4. Nadine Burke Harris, MD, *The Deepest Well: Healing the Long-Term Effects of Childhood Trauma and Adversity (O poço mais profundo: curando efeitos de longo termo dos traumas e adversidades da infância)*, Londres: Bluebird, 2018.

5. "Take the ACE Quiz — And Learn What It Does and Doesn't Mean" ("Faça o questionário ACE — e aprenda o que isso significa e o que não significa"), Center on the Developing Child, Harvard University, 2 de

NOTAS

março de 2015, https://developingchild.harvard.edu/media-coverage/ take-the-ace-quiz-and-learn-what-it-does-and-doesnt-mean/.

6. Jainish Patel e Prittesh Patel, "Consequences of Repression of Emotion: Physical Health, Mental Health and General Well Being" ("Consequências da repressão da emoção: saúde física, saúde mental e bem-estar geral"), *International Journal of Psychotherapy Practice and Research* 1, n. 3 (2019): 16-21, https://openaccesspub. org/ijpr/article/999; Margaret Cullen, "How to Regulate Your Emotions Without Suppressing Them" ("Como regular suas emoções sem suprimi-las"), *Greater Good Magazine*, 30 de janeiro de 2020, https://greatergood.berkeley.edu/article/item/ how_to_regulate_your_emotions_without_suppressing_them.

CAPÍTULO 5

1. Harris, *The Deepest Well (O Poço Mais Profundo)*; Vincent J. Filetti et al., "Relationship of Childhood Abuse and Household Dysfunction to Many of the Leading Causes of Death in Adults: The Adverse Childhood Experiences (ACE) Study" ("Relacionamento abusivo na infância e disfunção doméstica para muitas das principais causas de morte em adultos: o estudo de experiências adversas na infância (ACE)"), *American Journal of Preventative Medicine* 14, n. 4 (1º de maio de 1998), https://www.ajp monline.org/article/S0749-3797(98)00017-8/fulltext.

CAPÍTULO 6

1. Mélissa Godin, "Voluntourism: New Book Exploras How Volunteer Trips Harm Rather Than Help" ("Volunturismo: novo livro explora como viagens voluntárias mais machucam do que ajudam"), *The Guardian*, 10 de junho de 2021, https:// www.theguardian.com/global-development/2021/jun/10/voluntourism-new-book-explores-how-volunteer-trips-harm-rather-than-help; Eric Hartman, "Why UNICEF and Save the Children Are Against Your Short-Term Service in Orphanages" ("Por que o UNICEF e Save the Children são contra os serviços de

curta duração em orfanatos"), *Global SL Blog*, Campus Compact, 5 de setembro de 2014, https://compact.org/why-unicef-and-save-the-children-are-against-you-caring-for-orphans/; Ranjan Bandyopadhyay, "Volunteer Tourism and 'The White Man's Burden': Globalization of Suffering, White Savior Complex, Religion and Modernity" ("Turismo voluntário e 'O fardo do homem branco': A globalização do sofrimento, complexo do salvador branco, religião e modernidade"), *Journal of Sustainable Tourism* 27, n. 3 (2019): 327-43, https://www.tandfonline.com/doi/abs/10.1080/09669582.2019.1578361?.

CAPÍTULO 10

1.   Ariana Orvell, et al., "Does Distanced Self-Talk Facilitate Emotion Regulation Across a Range of Emotionally Intense Experiences?" ("Autoconversa distanciada facilita a regulação emocional ao longo de uma variedade de experiências emocionais intensas?"), *Clinical Psychological Science 9*, n. 1 (janeiro de 2021): 68-78, https://journals.sagepub.com/doi/abs/10.1177/2167702620951539.

CAPÍTULO 13

1.   Gabby Bernstein, "How to Use the Abraham-Hicks Emotional Guidance Scale" ("Como usar a escala de orientação emocional Abraham-Hicks"), GabbyBernstein.com, 2 de fevereiro de 2020, https://gabbybernstein.com/emotional-guidance-scale-abraham-hicks/.

ÍNDICE REMISSIVO

abuso
Desvencilhadores e, 86
Era da Obediência e, 30-31
perdão e, 175-176
repaternização e, 174
revelação, 55
Sofredores e, 111, 116
acordos factuais com pessoas complicadas, 210-212
agradar às pessoas
definição, xi, 22
hábitos ocultos de, xi-xii
o custo de, 35-39
sobre, 19-24
tipos de agradadores, 48-50
agressão passiva, 38, 87, 90, 167, 191, 196, 202–204
ajudando. *Ver* Salvadores
amígdala, 42, 170
Andrade, Silvio, 224
ansiedade
agradar às pessoas como controle de ansiedade, 25, 35
Bondosos e, 54, 60–63
coleta de dados, 131
desaprender, 26
em crianças, 179
Era da Obediência e, 33
Esforçados e, 65, 75, 95
não suave e, 208
reconhecendo, 137–138
sobre limites, 204
arrependimentos, 238
assertividade, resultados desejados, 193
associações, 40, 42
autocalmante, 172

autoridades
conformidade com, 37
Era da Obediência e, 30, 31–34
obrigação e, 186

bagagem emocional
abraçando limites saudáveis, 157
acumulando, 149–151
criança interior e, 163
cura, 26
de outras pessoas, 148
evitando o *não* e, 23-25
manter-se na sua trilha e varrer a sua calçada, 154–157
não não é o problema, 158–160
papéis e, 44–45
por estilo, 153–154
relacionamentos que ajudam a curar, crescer e aprender, 152–153
repaternização e, 166
revelando a, 126
sobre, 146–151
base, núcleos da, 42
bondade e ser bom
Desvencilhadores e, 90
gênero e, 31
história da, 30
Sofredores e, 118, 124
Bondosos
A história de Victoria, 51–52
bagagem emocional e, 153
coisas a considerar, 63–64
conhecendo o seu agradador, 134
definição, 52
erupções e desafios e, 223
fortalezas e desafios, 63

A ALEGRIA DE DIZER NÃO

insinuação e, 202
limites e, 153
mudança rápida, 64
origens dos, 53–58
papéis, 53, 60
reconhecendo, 58–61
repaternização e, 167
temas comuns, 62
transforme em desejo, 190
Bondosos e, 63–64
saudável, limites, 140, 157–158, 177, 196–197, 214–215, 235–236

capacidade
abraçando limites saudáveis, 140
acima da, 143
administrando, 142
capitalizando, 133
erupções e, 227
tempos difíceis e, 144
zonas de conforto e, 199
cérebro, 41, 170
chantagem emocional
crítico interior e, 170
culpa e, 31
cultura do presenteísmo e, 38
evitando o *não* e fazendo, 189
*não*s difíceis e, 207
obrigação e, 185
clareza, 205
compaixão, 205
comunicação. *Veja também* dando dicas
acordos factuais com pessoas complicadas, 210–212
agressão passiva, 38, 87, 90, 167, 191, 196, 204
de desejos, 193
desenvolvendo, 242
marcos da comunicação delimitada, 204–206
"o que você quis dizer com isso?", 210
conformidade, 37, 187
conforto, zonas de
crítico interior e, 170
desconfortável, 126
Desvencilhadores e, 87
forçando *vs.* ouvindo a si mesmo, 199

limites e, 177
sentindo-se mal e, 44
testando, 95
confrontamento, 144–145
confusão, 217
congruência, 205
conhecendo o seu agradador
abraçando limites saudáveis, 139–140
após o experimento de duas semanas, 138–139
colete dados (semana 1), 131–133
comece a dizer *não* (semana 2), 133–138
não não é o problema, 141–145
consentimento, 186, 187
consertar. *Ver* Salvadores
cortisol, 35
criança interior. *Veja* Repaternizando-se
crítico interior *vs.* voz interior, 169–171
culpa
Bondosos e, 62
chantagem emocional e, 32
com poucos dados, 199–200
como hábito, 188–189
deslocada e desproporcional, 22
Era da Obediência e, 31
estar fora do trabalho, 200
fazendo coisas em um lugar de, 183, 188
motivação e, 191
Salvadores e, 96, 100–101
ser culpado, 197–198
Sofredores e, 116, 118

dados, coleta de 131–133
desafios. *Veja* erupções e desafios infâncias.
Veja também repaternizando-se
Bondosos, 53–56
Desvencilhadores, 83–86
Era da Obediência e, 29–34, 54, 149, 174
Esforçados, 67–70
experiências adversas na infância (ACEs), 44
Salvadores, 98–101
socialização em, viii
Sofredores, 113–116

ÍNDICE REMISSIVO

subconsciente e, 41
desaprovação
Bondosos e, 57
escaneando, 25
Desvencilhadores e, 86
Esforçados e, 71, 73–76
desejo, ou diga *não*
abraçando limites saudáveis, 196
consentimento entusiástico, 188–189
motivos, testes, 192–193
o doador gentil e, 195–196
obrigação e ressentimento, 190–191
não não é o problema, 197–200
poder da pausa, 194
por estilo, 190
sobre, 183–187
Desvencilhadores
A história de Marcus, 81–82, 91
bagagem emocional e, 154
coisas a considerar, 94
conhecendo o seu agradador, 134
definição de, 82
erupções e desafios e, 223
forças e desafios, 93–94
insinuando e, 202
limites e, 157
mudança rápida, 95
origens dos, 83–88
papéis, 82, 85
reconhecendo, 88–92
repaternização e, 168
temas comuns, 92–93
transforme em desejo, 190
doando, gentil, 195–196
dor, reconhecendo a, 228

emaranhamento
Esforçados e, 68
Salvadores e, 101, 107
Sofredores e, 119
empatas, 47, 107
Era da Obediência, 29–34, 54, 149, 174, 185, 204
erupções de raiva, 228
erupções e desafios
sobre, 220–223
abraçando limites saudáveis, 235–236

navegando e processando desafios, 230–234
navegando e processando erupções, 224–230
não não é o problema, 236–238
por estilo, 223
Esforçados
A história de Angeline, 65–668, 75
bagagem emocional e, 154
coisas a considerar, 79
conhecendo o seu agradador, 134
definição de, 66
erupções e desafios e, 223
fortalezas e desafios, 78
insinuação e, 202
limites e, 157
mudança rápida, 79
origens dos, 67–72
papéis, 66, 74
reconhecendo, 72–73
repaternização e, 167
temas comuns, 76–78
transforme em desejo, 190
esgotamento
culpa e, 200
cultura de trabalho e, 36
Esforçados e, 78
Salvadores e, 109
Sofredores e, 113
estratégia do disco arranhado, 212–213, 218
estresse crônico, 34–36
experiências adversas na infância (ACEs), 44

Forleo, Marie, 188
fracasso
aprendendo com o, 123
erupções e, 225
Esforçados e, 68, 71–72, 78
medo de, 40, 110, 220–221
Salvadores e, 110
sucesso e, 215, 235

graça, 206
gratidão, 231

identidade. *Veja também* papéis
Bondosos e, 53, 59, 60

255

A ALEGRIA DE DIZER NÃO

Desvencilhadores e, 91
Esforçados e, 68, 69
limites e, 226
motivação e, 191
papéis e, 41–46
Salvadores e, 100, 105, 108
Sofredores e, 113, 118–121, 124, 223

insinuação
abraçando limites saudáveis, 214–215
acordos factuais com pessoas
complicadas, 210–212
consciência de, 202–204
estratégia do disco arranhado, 212–214,
218
marcos de comunicação delimitada,
204–206
nãos duros e *nãos* suaves, 206–209
não não é o problema, 215–219
"o que você quis dizer com isso?", 210
sobre, 201–202

intenções, 45

limites
bagagem emocional e, 148, 154–161
comunicar, 45
como perdão, 174–176
insensibilidade e, 159
marcos da comunicação delimitada,
204–206
muros *vs.*, 236
não saudáveis, 145
repaternização e, 164, 174–176, 180
Salvadores e, 98, 109–110
sentimentos sufocados e, 229
sobre, 27–28
Sofredores e, 117
trabalho e, 143–144
varrendo sua calçada, 154–157

manipulação da realidade alheia (*gaslighting*)
Desvencilhadores e, 95
fatos e, 210–211
limites e, 156
negação como, 215–216

medo
cérebro e, 41, 170
crítico interior como, 170

crônico, 36
de erupção, 226
de fracasso, 40, 110, 220–221
de limites, 157
Desvencilhadores e, 82, 86–88
Era da Obediência e, 30, 31
Esforçados e, 67, 73, 77
estresse e, 36
identidade e, 195
insinuação e, 203
obrigação e, 185, 191
raiva e, 228
Salvadores e, 105, 107–108
Sofredores e, 115, 118, 122

mente-corpo, conexão, 36–37
motivos, testes, 192–193

não
Bondosos e, 58, 59
da Professora Vida, 239–240
Desvencilhadores e, 88
rígido *vs.* flexível, 206–209
Esforçados e, 72, 73
expectativas realistas, 214–215
"não é não," viii
papéis e, 41
quando com raiva, ferido ou esgotado,
130
roteiro sem dizer a palavra, 136
Salvadores e, 103, 105
sendo acionado pelo, 172–173
sim junto com, 27
Sofredores e, 117, 118–119
solução de problemas, 141–145

não não é o problema
bagagem emocional, 158–161
conhecendo o seu agradador, 141–145
desejar ou dizer não, 196–200
insinuação, 215–219
Repaternização, 178–182

nãos duros 206–209

"o que você quis dizer com isso?", 210
Obediência, Era da, 29–34, 54, 149–150,
174–175, 185, 204
obrigação
controlando a, 190–192

256

ÍNDICE REMISSIVO

família e, 198
motivos e, 192
resultados e, 196
senso de, 184–186
oprimir, 142

pandemia, 239–240
papéis
dos Bondosos, 52, 60
dos Desvencilhadores, 82, 85
dos Esforçados, 66, 74
dos Salvadores, 97
dos Sofredores, 112, 113–114
identidade e, 41–46
repaternização e, 168
ressentimento e, 196
paternidade. *Ver* infâncias
pausa, poder da, 194
pensar demais, 93, 94, 95
pequenos passos, 127
perdão, limites como, 174–176
perfeccionismo
agradar às pessoas e, 47–48
Desvencilhadores e, 89
dizer *não* e, 132
Esforçades e, 66, 70
pessoas complicadas, acordos factuais com,
210–212
"Porquê"
bagagem e, 146
compreensão, 130
Esforçados e, 75–76
sobre, 45
"preguiça", 143
presenteísmo, 38
procrastinação, 36
Professora Vida, 239–243
propriedade, 206

regras
Bondosos e, 59, 62, 167
cérebro e,
criança interior e, 166
e resultados e, 196
Era da Obediência e, 31–33
obrigações e o, 185
papéis e, 41

relacionamentos
agradar às pessoas e, 26–27
Bondosos e, 61
cem e cem, 159–160
cura, crescimento e aprendizado com,
152–153
deixando, 232
Desvencilhadores e, 85, 87–88, 91, 93,
94
Esforçados e, 68, 71, 75
indisponibilidade emocional em, 47
limites e, 178, 179, 181, 218, 236
limites não saudáveis, 145
papel da criança nos, 164
repaternização e, 168
Salvadores e, 96, 97, 107–108
segundas chances, 238
Sofredores e, 122
repaternização
abraçando limites saudáveis, 177
acalmando-se, 172–173
criança interior, consciência da, 168
crítico interior *vs.* voz interior, 169–171
delimitação é perdão, 174–177
estilo parental, 169
falando consigo mesmo com mais
gentileza, 171
não não é o problema, 178–182
observando seus sentimentos em
terceira pessoa, 174
por estilo, 167–168
sobre, 162–166, 173–174
ressentimento
controlando o, 190–192
obrigação e o, 185, 190

sacrifício-ressentimento, dinâmica de, 117
Salvadores
A história de Gaby, 96–97, 105
bagagem emocional e, 154
coisas a considerar, 109
conhecendo o seu agradador, 134
definição de, 97
erupções e desafios e, 223
fortalezas e desafios, 108
insinuação e, 203
limites e, 157

257

A ALEGRIA DE DIZER NÃO

mudança rápida, 109–110
origens dos, 98–103
papéis, 97, 113–115
reconhecendo, 118–121
repaternização e, 168
temas comuns, 121–123
transforme em desejo, 190
sentimentos
como caminho para a
interdependência, 229
consentimento entusiástico e, 188–189
enterrados, 236
erupções e, 227–229
não sentir, 35
observando na terceira pessoa, 178
sim. Veja também desejo, ou diga *não*
autêntico, 242
cortando pela metade, 134
inautêntico, 126, 185
integridade de, 45
moderado, *vs.* "diabos, sim", 187
não com, 27
Salvadores e o, 105
silêncio/conformidade/inação tomadas como,
196
sistema operacional, desatualizado, 39–41
sobrecarga crônica, 142
socialização na infância, x
suaves, *nãos*, 206–209
Sofredores
A história de Mariama, 111–112, 120
bagagem emocional e, 154
coisas a considerar, 123–124
conhecendo o seu agradador, 134
definição de, 112
erupções e desafios e, 223
fortalezas e desafios, 123
insinuação e, 203
limites e, 157
mudança rápida, 124
origens dos, 113–117
papéis, 112
reconhecendo, 118–121
repaternização e, 168
temas comuns, 121–123
transforme em desejo, 190
subconsciente, 40–41, 45, 147, 164, 170

tempo, falta de, 140
terapia, 159
trabalho
autônomo, 144, 220
conformidade e, 37
criando trabalho desnecessário, 143
culpa por não estar no, 143
Desvencilhadores e o, 82
esgotamento, 38
limites ao redor, 143
onde o *não* é proibido, 144
presenteísmo, 37–38

varrendo a sua calçada, 154–157

SUA OPINIÃO É MUITO IMPORTANTE

Mande um e-mail para **opiniao@vreditoras.com.br**
com o título deste livro no campo "Assunto".

1ª edição, jun. 2023

FONTE Adobe Caslon Pro Regular 11/16,3pt;
       DIN Next LT Pro Bold 22/26,4pt
       DIN Next LT Pro Medium Condensed 13/16,3pt
PAPEL Polén Bold 70g/m²
IMPRESSÃO BMF Gráfica
LOTE BMF260423